Die Heilkraft der Christrose

Johannes Wilkens

at VERLAG

Es ist ein Ros entsprungen
aus einer Wurzel zart,
wie uns die Alten sungen,
von Jesse kam die Art
und hat ein Blümlein bracht
mitten im kalten Winter,
wohl zu der halben Nacht.

Das Blümelein so kleine,
das duftet uns so süß,
mit seinem hellen Scheine
vertreibt's die Finsternis:
Wahr' Mensch und wahrer Gott,
hilft uns aus allem Leide,
rettet von Sünd und Tod.

Dieses Buch widme ich meinem Patienten Ferdinand und meinem Freund und Patienten Richard, denen ich zu helfen, aber eben nicht ausreichend zu helfen vermochte, und meinem Patenkind Emilia, das starb, noch ehe ich mein Patenamt ausüben konnte. Sie haben mich bei der Arbeit an diesem Buch spürbar stetig begleitet.

Helixor

Die Herausgabe dieses Buches wurde unterstützt durch die Firma Helixor Heilmittel GmbH.

3. Auflage, 2024

AT Verlag AG, Aarau und München
Lektorat: Karin Breyer, Freiburg i. Br.
Grafische Gestaltung und Satz: Daniela Friedli Dossenbach, Wettingen
Bildaufbereitung: Vogt-Schild Druck, Derendingen
Druck und Bindearbeiten: Westermann Druck, Zwickau
Printed in Germany

ISBN 978-03800-831-6

www.at-verlag.ch

Der AT Verlag wird vom Bundesamt für Kultur für die Jahre 2021 – 2024 unterstützt.

Inhalt

Vorwort

Vor fünfzehn Jahren öffnete die geriatrische Rehabilitationsklinik Alexander von Humboldt in Bad Steben ihre Tore. Bereits damals fand sich als Pflanze die Christrose ein. Sie schmückte die ersten Werbeprospekte und fand Anwendung als Arznei, da die Geriatrie – wie wir noch sehen werden – in gewaltiger Weise mit dieser Pflanze verbunden ist. In den Anfängen der Beschäftigung mit dieser Pflanze um die Jahrtausendwende spürte ich eher ein Ahnen, als dass ich schon regelmäßig die Erfahrung hätte machen dürfen, dass diese Pflanze tiefe Geheimnisse und eine großartige Arzneikraft birgt. Damals musste ich mich mit den Schlangengiften und den Misteln in vielfältiger Weise beschäftigen, sodass die Christrose anfänglich zu kurz kam.

Jahre später durfte ich die Freundschaft zu dem Benediktinerpater Dr. Johannes Pausch aufbauen und einen Artikel seines medizinischen Freundes Dr. Hans Ziller aus dem Salzburger Land lesen, der in einer ganz wunderbaren Weise die Christrose zu charakterisieren wusste und mit viel Erfahrung den vielleicht schönsten Artikel geschrieben hat, der bis dahin zur Christrose erschienen war.

Um das Jahr 2007 bat mich Dietrich Schlodder, einen Vortrag zum Thema Christrose in Badenweiler zu halten. Erst da erwachte mein Interesse an dieser wunderbaren Pflanze wirklich und hat mich seitdem nicht mehr verlassen. Überhaupt ist seither eine Art von Aufbruch zu verspüren, der über mein persönliches Interesse hinausgeht. Nicht nur homöopathische und anthroposophische Ärzte interessieren sich nun für die Christrose, sondern durch die fundamentale Arbeit von Patrick Jesse (2009) nunmehr auch die konventionelle Medizin, da Jesse nachweisen konnte, dass ein Christrosenextrakt im Labor Leukämiezellen hemmt. Vermehrt sind mittlerweile Artikel und Vorträge zu den Möglichkeiten einer Christrosentherapie zu finden. Den bisherigen Höhepunkt fand diese Entwicklung 2010 in dem Themen-Sonderheft der Zeitschrift »Der Merkurstab«, das alle bisherigen Erfahrungen zusammenfasste und insbesondere mit Bezug auf die

Bedeutung der Christrose in der Krebserkrankung wichtige Impulse gegeben hat.

Wenn ich dennoch ein Buch zu diesem Thema wage, dann um das Wesen und die Heilkraft dieser Pflanze einem größeren Kreis von Kollegen, Therapeuten und Patienten nahezubringen. Die Christrose hat es verdient, in der Öffentlichkeit als die heiligste unter den Heilpflanzen in Erscheinung zu treten, ist sie doch mit den größten Ärzten seit der Zeit der Griechen verbunden: Hippokrates und seinen Nachfolgern, Paracelsus, Hahnemann und eben vor allem mit der von Rudolf Steiner begründeten anthroposophischen Medizin.

Hof, Pfingsten 2014

Johannes Wilkens

Einführung

Die Geburt des Jungen hatte sich angedeutet und verlief schnell, zu schnell und fast als Sturzgeburt nach 28 Wochen Schwangerschaft. Auf der Frühgeborenen-Station der Filderklinik bei Stuttgart ging es ruhig zu. Das neue Licht des Jahres 2000 erreichte den Brutkasten, in den der Säugling zurückgelegt wurde. Der Junge atmete selbstständig, benötigte keinen Sauerstoff und wirkte doch so nackt und hilflos. Ich war von seinem Vater, einem guten Freund von mir, gefragt worden, ob es noch weitere Therapiemöglichkeiten gebe, damit die bei Frühgeborenen bekannten Komplikationen nicht eintreten. Der Anblick eines Frühgeborenen ist mir vertraut und dann doch so fremd, wenn es den eigenen Freundes- oder Angehörigenkreis betrifft. Ich will helfen, aber wie, wenn es hier doch vor allem um künstlichen Nachvollzug der mütterlichen Plazenta, also Wärmehüllenbildung, Ernährung und Wachstum geht? Ich erinnerte mich an den Kinderarzt Horst Hauptmann, den ich im Medizinstudium in Erlangen kennengelernt hatte. Er legte in einer Vorlesung seine Erfahrungen mit der homöopathischen Therapie in der Kinderheilkunde dar. Später schrieb er ein Lehrbuch. Darin hatte ich einige Sätze zur homöopathischen Therapie mit der Christrose gefunden, die mir nun wieder einfielen: »Pränatale Dystrophie, Folge von Plazentainsuffizienz, Frühgeburt, Mangelgeburt, ›Small for date‹-Babys, Unreife wären somit Anzeigen für Helleborus«.

Der Junge wuchs und gedieh. Muttermilch und Christrose blieben seine Ernährung für viele Monate. Die gefürchteten Einblutungen im Gehirn und auch andere neurologische Störungen blieben aus. Wer blickt da nicht dankbar zurück und staunt über das Wunder der Christrose?

Eine befreundete Kollegin, die Kinderärztin Sigrid Kruse, hat am Haunerschen Kinderspital in München die Christrose ebenfalls Frühgeborenen gegeben und konnte öfter sehr schöne Verbesserungen nach schweren Hirnverletzungen, vor allem den sogenannten Ventrikeleinbrüchen, dokumentieren. Die Christrose ist also im Bewusstsein von manchen Ärzten angekommen, ihre Fähigkeiten im Einzelfall sind dokumentiert, aber ein tiefgehender Bewusstseinswandel hat noch nicht eingesetzt. Zu skeptisch ist unsere Zeit gegenüber den Möglichkeiten einer Therapie eingestellt, die mit den Kräften einer Pflanze und dann auch noch meistens in homöopathischer Dosierung arbeitet – und nicht mit den bekannten wägbaren Substanzen.

Daran werden auch spektakuläre Heilungen nicht viel ändern können. Es gibt sie und mit der Christrose im Gepäck gar nicht so selten.

Fallbeispiel *Vor fünf Jahren suchten mich die Eltern eines dreijährigen Buben mit der Diagnose eines atypischen teratoiden Rhabdoidtumors auf (rechtes Seitenventrikel, III. Ventrikel, rechtes Stammganglienlager, rechter Thalamus) nach WHO Grad IV (für einen äußerst bösartigen Tumor). Dieser Tumor ist sehr selten, und bis heute konnte noch keine einzige Heilung dokumentiert werden.*

Bei dem kleinen Patienten war ein Hirntumor entdeckt und eine operative Entfernung des Tumors durchgeführt worden. Im Anschluss erfolgten eine Chemotherapie und eine Strahlentherapie. Im weiteren Verlauf verschlechterte sich nach einigen Monaten der Allgemeinzustand zunehmend. Im Kernspintomogramm konnte eine sogenannte Tumorprogredienz, also ein Fortschreiten des Tumors, mit Metastasenbildung im Kopfbereich gefunden werden. Nun entschieden sich die Eltern gegen eine weitere Chemotherapie. Parallel war schon eine homöopathische Therapie, unter anderem mit der Christrose, eingeleitet worden. Wider alle pessimistischen Erwartungen bildeten sich die Metastasen rasch zurück und verschwanden vollständig. Bisher liegt in der medizinischen Weltliteratur zu diesem extrem seltenen Erkrankungsbild noch keine komplette Remission oder gar Heilung nach Metastasierung des Tumors vor, und die Christrose scheint – da sind sich Eltern und Arzt sicher – einen wesentlichen Anteil an der Heilung gehabt zu haben.

Ähnlich schwer ist die Therapie bei einem metastasierten kleinzelligen Bronchialkarzinom, das in der Regel ausnahmslos – mit und ohne Chemotherapie – zu einem raschen Lebensende führt. Der Christrose eingedenk muss das aber nicht oder nicht so schnell sein.

Fallbeispiel *Vor mir sitzt ein achtundsechzigjähriger Patient, der vor wenigen Wochen erfahren hat, dass er unter einem kleinzelligen Bronchialkarzinom mit einer Metastase im Kopf leidet. Die Metastase im Kopf wurde operiert. Infolgedessen treten Symptome wie von einem Schlaganfall auf. Der rechte Arm und das rechte Bein können nur schwer bewegt werden. Natürlich bekommt dieser Patient eine Chemotherapie und auch eine Strahlentherapie. Gleichzeitig erfolgt von Beginn an eine Therapie mit der Christrose, der Ulmenmistel und einem Zinnsilikat – Medikamente, die sich in der anthroposophischen Therapie des Lungenkarzinoms bewährt haben. Ich begleite ihn die folgenden schweren Wochen und Monate. Regelmäßig berichtet er, dass es ihm gerade nach den Injektionen mit dem Christrosenpräparat besonders gut gehen würde. Er könne dann besser atmen und fühle sich einfach sehr viel wohler. Die Laufleistung und der Appetit haben zugenommen. Seine Stimmung ist gut. Erstaunlicherweise lässt sich sein guter Zustand schon über eineinhalb Jahre halten, obgleich sich nun doch Metastasen entwickeln.*

Wie kann eine Pflanze solch großartige Heilungen oder doch Linderungen für lange Zeit hervorbringen, und warum wird sie in der Gegenwart immer noch nicht in ihrer epochalen Bedeutung wahrgenommen?

In der Schule haben wir es gelernt und doch immer nur ein wenig unwillig betrieben: zurück zu den (Christrosen-)Wurzeln. Wir können es drehen und wenden wie wir wollen, gerade bei der Christrose kommen wir an einer Beschäftigung mit den großen Klassikern der Medizin nicht vorbei. Nur wer die Wurzeln kennt, kann ein tiefes Verständnis für die Christrose aufbringen: »Es ist ein Ros entsprungen aus einer Wurzel zart, wie uns die Alten sungen …«

Was aber »sungen« die Alten? Welches sind im wahrsten Sinne des Wortes die Wurzeln dieser Arznei?

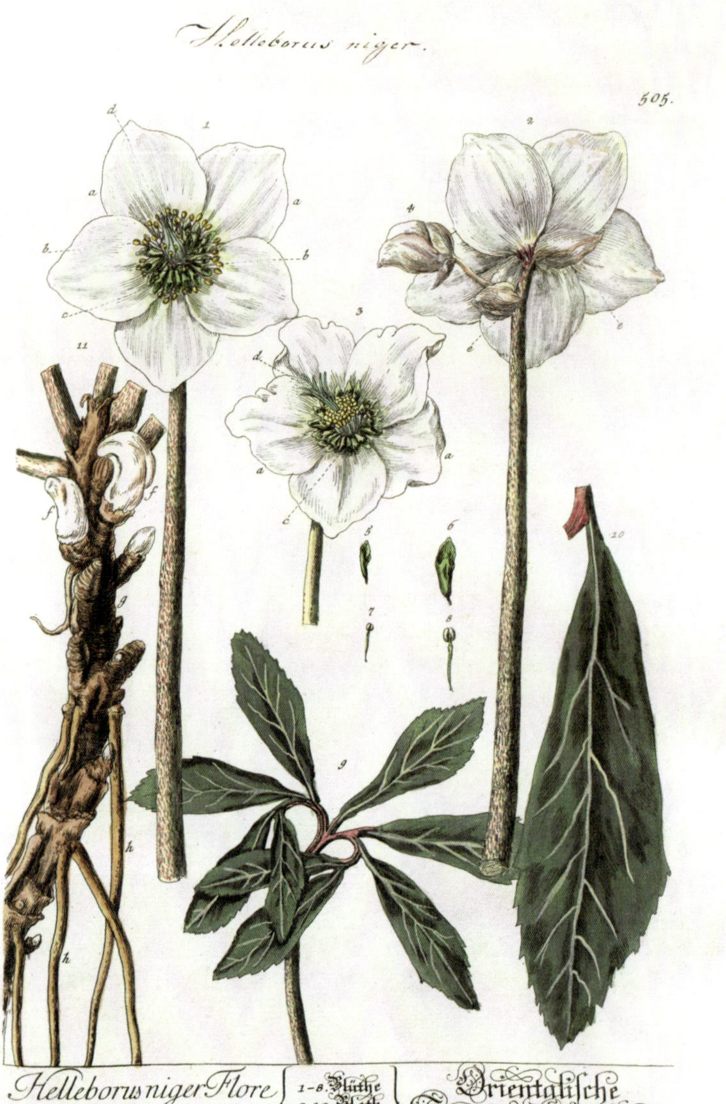

Christrose (*Helleborus niger*), kolorierter Kupferstich von Elizabeth Blackwell aus: »Herbarium Blackwellianum emendatum et auctum«, Nürnberg 1754–1773

Von den Wurzeln der Christrose

Hahnemann und das Wissen der alten Ärzte

Kaum ein Arzt beschäftigt sich mit Medizingeschichte – und falls er es tatsächlich einmal tut, dann schimpft er in der Regel über die »höchst fragwürdige Apotheke« der Alten; nur selten wird gestaunt über das oft sehr präzise Wissen der Alten in der Heilkunde. Wir haben es heute herrlich weit gebracht in der Medizintechnik, aber in der Therapie der chronischen Erkrankungen sieht es – außerhalb des

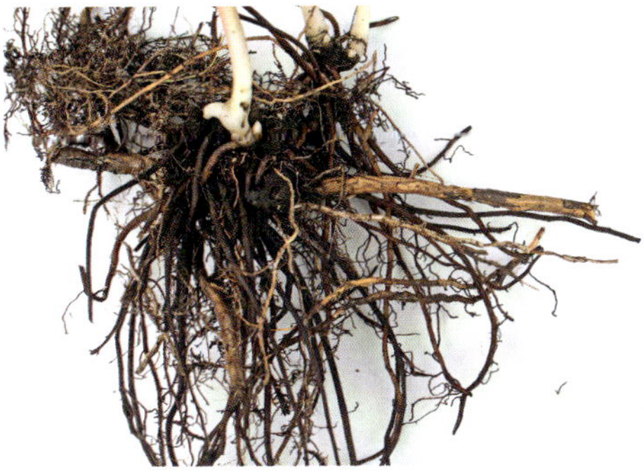

Christrosenwurzeln

Feldes der großen chirurgischen Taten – nicht so rosig aus. Da ist es durchaus angebracht, sich mit der Heilkunde der Griechen und der Heilkunde des Mittelalters zu beschäftigen. Man muss dazu nicht erst den »Medicus« von Noah Gordon gelesen haben, jedoch kann das Buch für die allgemeine Wertschätzung dieser Medizinepoche gute Dienste erweisen.

Besondere Wertschätzung für das Medizinwissen unserer alten Kulturen besaß Samuel Hahnemann (1755–1843), der Begründer der Homöopathie, der dank ausgezeichneter Sprachkenntnisse in Griechisch, Latein, Arabisch, Englisch und Französisch die Literatur seiner Zeit selbstständig und sorgfältig verarbeitet hat, da er diese Werke häufig erst ins Deutsche übersetzte. 1812 habilitierte er sich in Leipzig zu einem merkwürdigen Thema: über den »Helleborismus bei den Alten«, im Originaltitel »De helleborismo veterum«.

Hahnemanns Beschreibung ist selbst für heutige Maßstäbe eine beeindruckend genaue Darstellung – von der griechischen Antike bis zum Mittelalter – der Schwarzen (*Helleborus niger*) und der Weißen Nieswurz (*Veratrum album*), den beiden Pflanzen, mit denen in der Regel die Therapie »mit der Brechstange« durchgeführt worden ist: gezielt wurde mit Medikamenten wie der Nieswurz Erbrechen oder Durchfall hervorgerufen, um derart Patienten mit schweren chronischen Erkrankungen zu heilen. Unser geflügeltes Wort »es mit der Brechstange zu versuchen« leitet sich davon ab.

»Mein Vorhaben ist es, über den Helleborismus bei den Alten zu sprechen, jene hochberühmte Behandlung, durch die die alten Ärzte einen Großteil der sehr schwierig zu heilenden chronischen Krankheiten durch die Verwendung des *Veratrum album* (eines stark wirkenden Medikaments) in kunstgerechter Zubereitung nach kühner Überlegung für gewöhnlich heilten und nicht selten gleich einem Wunder völlig auslöschten«, so Hahnemann.

Er geht in dieser Schrift durch präzises Quellenstudium auf den Helleborismus ein und zeigt auf, wann die alten Griechen die Weiße Nieswurz (*Veratrum album*) und wann sie die Schwarze Nieswurz oder Christrose (*Helleborus niger*) zur Therapie von chronischen Krankheiten anwendeten. Seinen Forschungen zufolge wird in den meisten hippokratischen Schriften *Veratrum album*, also die Weiße Nieswurz erwähnt. Es findet sich nach ihm in den Hippokrates (460–377 v. Chr.) selbst zugewiesenen Schriften kein sicherer Hinweis auf den Gebrauch der Schwarzen Nieswurz.

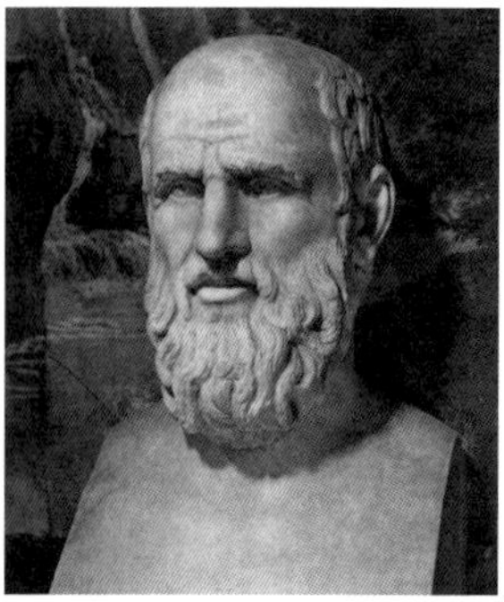

Der berühmteste Arzt der Antike: Hippokrates (460–377 v. Chr.)

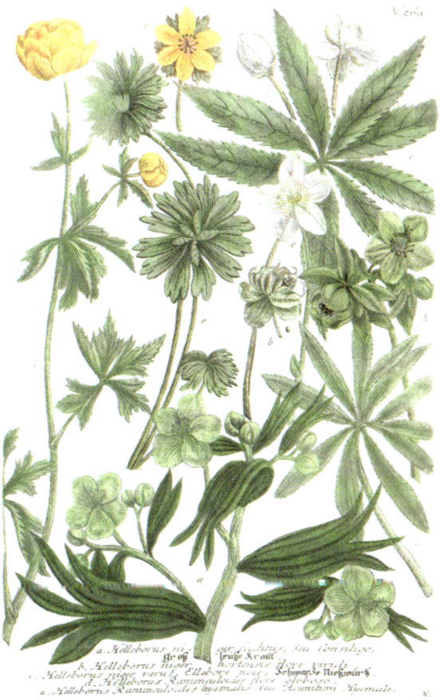

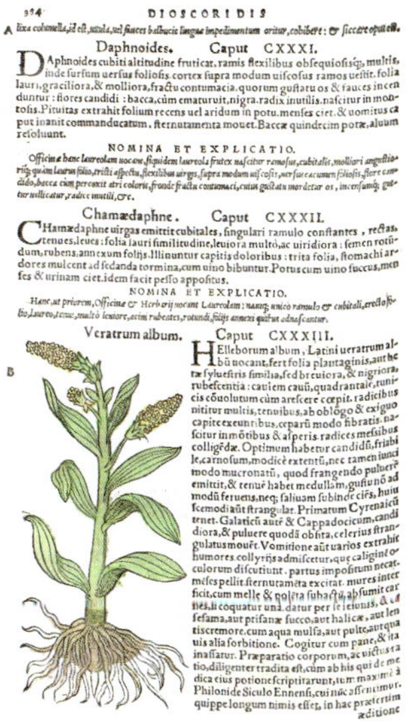

324 DIOSCORIDIS

A lixa columella, id est, uuula, uel fauces balbucie linguae impedimentum oritur, cohibere: & siccare oportet.

Daphnoides. Caput CXXXI.

DAphnoides cubiti altitudine fruticat, ramis flexilibus obsequiosisq;, multis, inde sursum uersus foliosis. cortex supra modum uiscosus ramos uestit. folia lauri, graciliora, & molliora, fractu contumacia. quorum gustatu os & fauces incenduntur: flores candidi: bacca, cùm ematuruit, nigra. radix inutilis. nascitur in montosis. Pituitas extrahit folium recens uel aridum in potu. menses ciet. & uomitus caput inanit commanducatum. sternutamenta mouet. Baccæ quindecim potæ, aluum resoluunt.

NOMINA ET EXPLICATIO.

Officinæ hanc Laureolam uocant, siquidem laureola frutex nascitur ramosus, cubitalis, molliori angustioriq; quàm laurus folio, tristi aspectu, flexilibus uirgis, supra modum uiscosis, uersus cacumen foliosis, flore candido, bacca cùm percoxit atri coloris, fronde fractu contumaci, cuius gustatu mordetur os, incensumq; guttur uellicatur, radice inutili, &c.

Chamædaphne. Caput CXXXII.

CHamædaphne uirgas emittit cubitales, singulari ramulo constantes, rectas, tenues, leues: folia lauri similitudine, leuiora multò, ac uiridiora: semen rotũdum, rubens, annexum foliis. Illinuntur capitis doloribus: trita folia, stomachi ardores mulcent ad sedanda tormina, cum uino bibuntur. Potus cum uino succus, menses & urinam ciet. idem facit pesso appositus.

NOMINA ET EXPLICATIO.

Hanc, ut priorem, Officinæ & Herbarij uocant Laureolam: namq; unicò ramulo & cubitali, erecto folio, Laureo, tenui, multò leuiore, acini rubentes, rotundi, foliis annexi quibus adnascantur.

Veratrum album. Caput CXXXIII.

B

HElleborum album, Latini ueratrum albũ uocant, fert folia plantaginis, aut betæ syluestris similia, sed breuiora, & nigriora, rubescentia: caulem cauũ, quadrantalem, tunicis cõuolutum cùm arescere cœpit. radicibus nititur multis, tenuibus, ab oblõgo & exiguo capite exeuntibus, ceparũ modo fibratis. nascitur in mõtibus & asperis. radices messibus colligẽdæ. Optimum habetur candidũ, friabile, carnosum, modicè extentũ, nec tamen iunci modo mucronatũ, quod frangendo puluerẽ emittit, & tenuẽ habet medullam, gustu nõ admodũ feruens, neq; saliuam subinde ciẽs, huiusmodi aũt strangulat. Primatum Cyrenaicũ tenet. Galaticũ autẽ & Cappadocicum, candidiora, & puluere quodã obsita, celerius strangulatus mouẽt. Vomitione aũt uarios extrahit humores. collyriis admiscetur, quę caligines oculorum discutiunt. partus impositum necat. mẽses pellit. sternutamẽta excitat. mures interficit, cum melle & polẽta subactũ, absumit carnes, si coquatur unà. datur per se ieiunis, & ... sesama, aut prisanæ succo, aut halicæ, aut lentis cremore, cum aqua mulsa, aut pulte, aut quauis alia sorbitione. Cogitur cum pane, & ita inassatur. Præparatio corporum, ac uictus ratio, diligenter tradita est, cùm ab his qui de medica eius potione scriptitarunt, tum maximè à Philonide Siculo Ennensi, cui nũc assentimur. quippe longum nimis esset, in hac præsertim æditione

Links: Christrose (*Helleborus niger*), kolorierter Kupferstich aus Johann Wilhelm Weinmanns »Phytanthoza Iconographia«, 4 Bände, Regensburg, 1737–1745
Rechts: Die Weiße Nieswurz (*Veratrum album*) in der »Materia medica« des Dioskurides (Pedanii Dioscoridis Anazarbei De Medicinali Materia), Frankfurt 1543, S. 356ff.

Hahnemann suchte seine Arzneipflanzen häufig selbst und verfügte über gute botanische Kenntnisse. So konnte er unter dem Aspekt der Pflanzengestaltbeschreibung zeigen, dass die Hippokratiker in der Regel *Veratrum album* verwendet haben.

Zudem – und das war in jener Zeit durchaus neu – vermochte er die arzneiliche Wirkung der Schwarzen Nieswurz von der Weißen deutlich zu unterscheiden. Hahnemann drückt dies in seiner Habilitation in einer für uns heute ungewohnt religiös geprägten Sprache aus:

»Der Schöpfer der Welt hat nämlich einem jeden Wirkstoff das Gesetz einer konstanten Wirkung eingepflanzt und hineingeboren; eingepflanzt sind einzigartige Kräfte, eigen, spezifisch, bestimmt, konstant und sogar höchst beständig, gleichwohl diese von unseren Ärzten schmerzlicherweise keinesfalls erforscht sind und beinahe bis heute vernachlässigt werden. Es befinden sich die gleichen Kräfte in einem Medikament vor tausend Jahren, die heute die gleichen sind und dies auch ewig sein werden.«

»Helleborus« und »Erbrechen hervorrufen« als typische Wirkungen der Weißen Nieswurz waren für die alten Ärzte Synonyme. Die Bedeutung der Christrose, der Schwarzen Nieswurz also, hingegen scheint erst nach Hippokrates den Ärzten aufgefallen zu sein. Theophrast (371–287 v. Chr.), Schüler des Aristoteles, berichtet in seiner »Historia plantarum«, der ersten Naturgeschichte der Pflanzen, dass die besten Helleborus-Arten in Böotien und Euböa sowie auf dem Oeta, der Brandstätte des Herakles, zu finden sind. Auch der Parnass in Anticyra und der Helikon werden als Verbreitungsorte der Pflanze angegeben. Heutige Forscher gehen aber davon aus, dass Theophrast nicht die Schwarze Nieswurz, sondern deren Verwandte *Helleborus orientalis* gemeint haben muss. Erst seit dem römischen Arzt Aretaeus (80–138 n. Chr.) wurde die Wirkung der Christrose, *Helleborus niger*, klar von der Wirkung des weißen Germers, *Veratrum album*, unterschieden. Aretaeus schreibt differenzierend: »Der schwarze reinigt durch die unteren Wege, der weiße aber durch Erbrechen.«

Die Reinigung von Erkrankungen des oberen Menschen (bis zum Zwerchfell) erfolgt nach den Hinweisen der Alten durch Erbrechen und damit durch *Veratrum album*, die Reinigung des unteren Menschen durch *Helleborus niger* (*Purgatio*, lat. »Abführen, Reinigung«).

Diese Verfahren gerieten in der spätrömischen Zeit zunehmend in Vergessenheit. Auch die arabische Medizin, die auf den Erfahrungen der griechischen Klassiker fußte, hat diese Verfahren kaum noch benutzt.

Erst zum Abschluss seiner Abhandlung geht Hahnemann auf die spezifische arzneiliche Wirksamkeit der Christrose ein. Er beschreibt kurz und knapp die Erkrankungen, welche die alten griechischen und römischen Ärzte mit der Schwarzen Nieswurz heilten. Wir werden später sehen, dass diese Indikationen bis heute aktuell geblieben sind.

Hahnemann schreibt: »Die Alten glauben, dass die Pflanze gelbe und schwarze Galle und auch Schleim ohne Schwierigkeit durch den Bauch reinige und auch bei Wechselfieber anzuwenden sei.

Sie verabreichten das Medikament bei:

1. Langwierigen und Halbseitenkopfschmerzen,
2. Rasenden, Melancholikern,
3. Kranken, die außer an einem Fieber auch an Wassersucht litten,
4. Epileptikern,

5. Paralytikern (Gelähmten),
6. bei eingewurzelter Fußgicht,
7. bei Gelenkkrankheiten,
8. bei Leberentzündung, bei lang dauerndem Ikterus,
9. bei langwierigen Erkrankungen der Luftröhre,
10. zu Beginn einer Lethargie (Bewusstseinsstörung mit Schläfrigkeit) gab Aretaeus *Helleborus niger* in Honigessig, um gemäßigt zu reinigen,
11. die Pflanze wurde äußerlich bei Trübung der Augen angewendet,
12. bei schlechtem Hören durch Einführen in die Ohren für zwei oder drei Tage,
13. durch Auflegen bei Kröpfen,
14. bei Krätze durch Einreibung der entsprechenden Körperteile mit Salbe,
15. bei Flechte, Reute und Lepra mit Auftragen von Essig,
16. bei Zahnschmerzen – als Abkochung mit Essig zum Benetzen des Mundes,
17. bei Kranken mit Wassersucht des Bauches durch Auftragen mit Mehl und Wein,
18. und schließlich bei Schwielen von Fisteln durch Einführen über zwei oder drei Tage.«

In seiner Habilitation berichtet Hahnemann abschließend: »*Helleborus niger*, der bei den alten Ärzten viele chronische Krankheiten heilte, haben unsere Ärzte ebenso anzuwenden verlernt, obgleich feststeht, dass er ein hervorragendes und hochgeschätztes Medikament ist, wenn nur ausschließlich eine Krankheit ausgewählt wird, für die er geeignet und entsprechend ist.«

Zusammenfassung der Erfahrungen der alten Ärzte:
Die Christrose ist die bedeutendste Pflanze für die Reinigung des »unteren Menschen«. Von dort ausgehende Störungen können sich in unterschiedlicher Weise als chronische Erkrankung manifestieren.

Das Blumenmärchen

Von ganz anderen Wurzeln der Christrose weiß der italienische Anthropologe, Naturwissenschaftler und Arzt Paolo Mantegazza (1831–1910) zu berichten. Er ist heute kaum noch bekannt, dabei wirkt er wie ein Vorläufer Sigmund Freuds (1856–1939) und hat sich wie dieser der Erforschung psychotroper Pflanzen und des Sexuallebens zugewandt. Beiden gemeinsam ist die Begeisterung für die therapeutische Wirkung des Kokastrauchs und des Kokains.

In seinem »Blumenmärchen« findet sich eine ungewöhnliche Variante zur Entstehung der Christrose; interessant ist der Bezug der Christrose zu Traumata und Herzerkrankungen:

»Im neolithischen Zeitalter lebte ein starker, tapferer Mann, Tristan mit Namen; sein Weib hieß Eva, sein Freund, dem er das größte Vertrauen schenkte, Tor. Von beiden wurde er verraten. Im ersten Zorn wollte er die Schuldigen töten, dann aber überlegte er, ein plötzlicher Tod sei keine Strafe – mögen sie leben, ihr Gewissen werde sie genug strafen. Die Nachbarn freilich nannten Tristan einen wahnsinnigen Narren, aber er kümmerte sich nicht darum, sondern ging ruhig seines Weges. Sein Herz freilich war von dem schrecklichen Augenblicke an, wo er den doppelten Betrug merkte, tot und kalt wie Eis. Nicht[s] machte dem Ärmsten mehr Freude; kein Kampf, keine Jagd, die er früher so sehr liebte, konnten irgend einen Reiz auf ihn ausüben. Am wohlsten befand er sich mitten in den Bergen, dort konnte er stundenlang sitzen und dem Spiele zwischen Wind und Schnee zusehen. Eines Tages, als er wieder ins Gebirge gegangen war, kehrte er nicht mehr heim. Die Nachbarn suchten ihn, fanden ihn aber nicht. Erst als im Frühjahr Schnee und Eis schmolzen, entdeckte man den Körper des Unglücklichen; er war umwachsen von einer bis dahin unbekannten Pflanze – der Schneerose.«[1]

[1] Text aus Mantegazza und Ganghofer aus: http://www.bibliothek.uni-regensburg.de/christrose, »Es blüht eine Rose zur Weihnachtszeit. Die sagenumwobene Christrose in historischen Darstellungen.«

Paracelsus und das Mittelalter

Erst im 11. Jahrhundert ist wieder von der Christrose die Rede. Hildegard von Bingen und im späten Mittelalter die berühmten Botaniker und Ärzte nahmen beide Nieswurzarten als »Radix (Rhizoma) Hellebori« in ihren Arzneischatz auf. Am tiefsten verbunden mit der Christrose hat sich jedoch der Arzt, dessen Name noch heute zahlreiche Krankenhäuser ziert: Paracelsus (1493–1541). Aber kaum jemand, vor allem kein Arzt, liest ihn, weil seine Sprache – ähnlich wie bei Hahnemann – zwar äußerst präzise, aber bildhaft und biblisch geprägt ist, sodass sich hier mehr der Theologe als der Mediziner wiederfindet. Bei Paracelsus gibt es sie noch, die Fähigkeit, in der Spra-

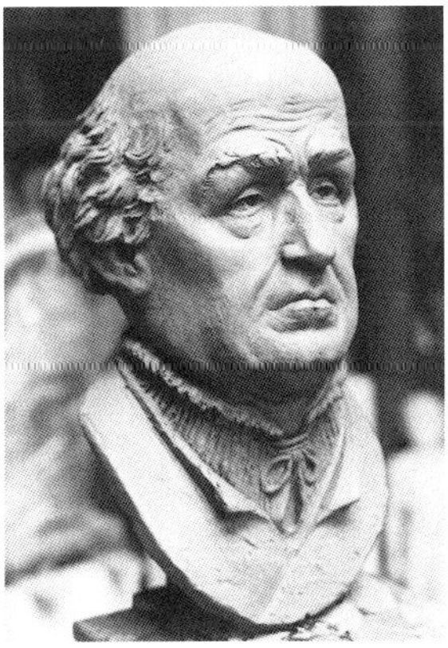

Theophrastus Bombastus von Hohenheim, genannt Paracelsus (1493–1541), war Arzt, Alchemist, Mystiker, Philosoph, Astrologe und eine der prägenden Persönlichkeiten der abendländischen Medizin.

che der Heilpflanzen zu sprechen. Er hat auf die damals fast vergessenen Eigenschaften der Christrose aufmerksam gemacht und durch eigene Erfahrungen weitere Anwendungsmöglichkeiten entdeckt.

Die Christrose wird von ihm in seiner Kräuterabhandlung »Herbarius« behandelt. Paracelsus beklagt in dieser Schrift die stete Einfuhr von fremdländischen Heilmitteln, wo doch die besten Heilkräuter in der direkten Umgebung zu finden seien – übrigens eine Erfahrung, die leider noch heute oft gemacht wird. Wer weiß denn schon, dass zahlreiche Kräuter aus der chinesischen Medizin sich in Europa unter manchmal ganz einfachen Namen finden?

Paracelsus würdigt in dieser Abhandlung drei Arzneipflanzen (Engelsdistel, Flohknöterich und Christrose). Ausführlich geht er jedoch nur auf die schwarze Christrose ein. Er verweist im ersten Teil auf die Kraft der Blätter, ehe er sich dann den Kräften der Wurzel zuwendet. Bei Paracelsus wird – und das ist meines Wissens wirklich neu – ein Unterschied in der Wirkung zwischen Blatt und Wurzel deutlich hervorgehoben, während im Altertum nur die Wurzel benutzt worden ist. Die Blätter betrachtet er als entscheidendes Prophylaktikum vor einer Demenzerkrankung – ein Gedanke, der erst wenig in unsere Zeit transferiert und umgesetzt worden ist und bisher kaum arzneiliche Anwendung gefunden hat.

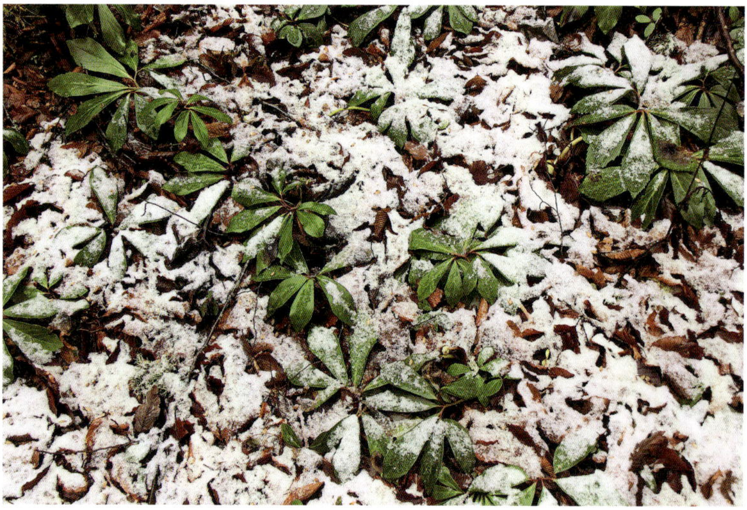

Bereits Paracelsus wusste es: Christrosenblätter sind ein exzellentes Prophylaktikum vor Demenz.

Bei vier zentralen Grunderkrankungen sieht Paracelsus in der Wurzel der Christrose das Maß der Therapie: bei der Gicht, bei Epilepsie, beim Schlaganfall und bei der Wassersucht (Nierenschwäche). Doch auch Unterleibserkrankungen im Allgemeinen werden von Paracelsus als wichtige Indikation weiter gehalten.

Er erinnert in seiner Anwendung an die Erfahrungen der alten Ärzte, hat deren Wissen umstrukturiert. Im Zentrum stehen nun fünf gleichwertige Grunderkrankungen, die einer Christrosenwurzeltherapie zugänglich sind sowie ein prophylaktischer Gedanke mit den Christrosenblättern, um die Kräfte bis ins hohe Alter hinein zu erhalten.

Von den Kräften der Nieswurzblätter in der Demenzvorbeugung

Die Blätter der Christrose sind nach Paracelsus das Demenzvorbeugungsmittel par excellence. Gestuft nach Alter werden in seinen Beschreibungen sehr konkrete Angaben gemacht, die heute eine Neuentwicklung einer Arznei nach seinen Angaben verdienen. Er beschreibt auch den konstitutionellen Typus, der in einer besonderen Weise von der Christrosentherapie profitiert: füllige, phlegmatische Personen. Durch regelmäßige und frühe Einnahme der Christrosenblätter blieben sie von vielen Erkrankungen verschont, die das Alter kennzeichnen: Schlaganfall, Nierenschwäche, offene Geschwüre, Fieberzustände. Paracelsus schreibt:

»Nun merkt aber auf diesen Prozess, wie er jetzt beschrieben wird. Die gar alten ersten philosophi haben sich großer Gesundheit gepflogen, und gepflogen zu kommen auf ein langes Leben mit fröhlicher Gesundheit. Um zu dem selbigen Zweck zu kommen, haben sie diese Arznei von der Schwarzen Nieswurz gebraucht, aber daneben auch eine ordentlich und ein ziemlich Regiment oder leibliche Ordnung gehalten, wie es dann einem jeglichen gebührt, der zu seinem recht gegebenen Ende kommen will. Nun haben sie dieses Kraut nach ihren sechziger Jahren zu brauchen angefangen und haben das bis zu End ihres Lebens gebraucht. Daraus folgt nun, dass sie ohne Krankheit hinausgekommen sind und mit gesundem Leib ihr Ende erreichten. In ihnen ist keinerlei Geschwür oder apostem, weder an der Lunge, Leber, Milz noch sonst wo gefunden worden, auch kein Fluß in einer wundarzneiischen Krankheit, wie etwa offene Schäden, Wolf, Krebs, Ölschenkel und dergleichen. Auch ist ihnen inwendig kein Fluß gewachsen, aus dem hätte der jähe Tod folgen, der Schlag, das Podagra, das Chirargra oder auch andere Suchten in den Hüften oder dergleichen, die sich dann gemeiniglich in allen täglich kalt oder warm zeigen. Auch Fieber, wie immer die auch seien, täglich, dreitägige, viertägige oder mehr. Auch ist in ihnen keine Fäulnis entstanden, aus welchem der Atem hätte stinken können oder Würmer wachsen. Und so ich alles erzählen sollte, könnte ich mit viel Blättern Papiers seine Tugend nicht beschreiben.

Das ist mir aber bei meinen Zeiten eingedenk, dass es von vielen Personen, die gar flüssig, rotzig, mastig (übergewichtig) oder beleibt, und plutertellig, das ist blattrig, gewesen sind, gebraucht ist worden nach der Angabe der alten Ordnung (…) Sie haben eingenommen: täglich, alle Morgen, auf einmal, bis auf das siebzigste Jahr ein halb Quintlein (Anmerkung: nach heutigen Gewichtsmaßen ca. 2 Gramm), danach vom siebzigsten bis auf das achzigste am 2. Tage ein halb Quintlein, von dem achtzigsten bis zum Ende am sechsten Tage ein ganz Quintlein (…)

Es ist in diesem Kraut mehr Tugend und Kraft als alle Skribenten, die auf den hohen Schulen gelesen werden, zum langen Leben je geschrieben haben.«

So hoch gelobt, ist es doch erstaunlich, dass wir ein Präparat aus den Christrosenblättern bisher überhaupt nicht über eine Apotheke bekommen können. Aktuell gibt es diese Arznei gar nicht mehr! Die Christrose ist giftig, vor allem in der Wurzel, aber in deutlich schwächerer Dosis enthalten auch die Blätter Herzglykoside und Saponine. Paracelsus empfiehlt eine Milchzucker-Verreibung aus den jungen Blättern. Es wäre sehr zu wünschen, dass sich eine Forschungsgruppe mit diesem Thema intensiv neu befasst. Dies umso mehr, als es bereits ein Medikament für die Behandlung des Morbus Alzheimer gibt, das aus einem jahreszeitlich verwandten Gewächs, dem Schneeglöckchen, hergestellt wird. Galantamin ist ein tertiäres Pflanzenalkaloid, das aus dem kleinen Schneeglöckchen (*Galanthus nivalis*) gewonnen wird und in dem Medikament Reminyl® in Apotheken erhältlich ist. Diese Arznei wird aber heute synthetisch hergestellt.

Eine Alternative dazu ist die Herstellungsweise des Christrosenmittels der Firma WALA®, die das gesamte Extrakt der Pflanze verwendet, also auch die Blätter. Durch ein bestimmtes Verfahren geht die Wirkung der Arznei stärker auf die Brust- und Herzorgane. In der Behandlung der Demenz scheint dieser so hergestellten Arznei eine wichtige Stellung zuzukommen.

Die Kräfte der Wurzel der Christrose für fünf zentrale Erkrankungen

Von den Kräften der Blätter sind bei Paracelsus die Kräfte der Wurzel klar und deutlich geschieden. Sie wirken ihm zufolge weniger in der Prophylaxe, sondern vor allem bei den vier schon erwähnten Erkrankungen Schlaganfall, Epilepsie, gichtartigen Erscheinungen und Wassersucht. Dazu schreibt Paracelsus:

»Von der Wurzel der schwarzen Helleborus versteh, dass sie Macht hat vier Krankheiten zu vertreiben, nämlich das Fallend, das Podagra, den Schlag und die Wassersucht. Nun merkt aber das sehr gut, denn diese Krankheiten sind schwer, trefflich ist aber auch der Wurzel Tugend. Zum ersten wißt, was ihr in diesem Augenblick allein verstehen sollt: dass die fallende Krankheit, wenn sie von den Gliedern in das Haupt steigt, durch die Wurzel nach dem Grade genommen werden kann, den sie beide, Krankheit und Wurzel zu einander haben. Das Podagra desgleichen, es sei in welchen Gleichen es wolle, über oder unterm Leibe, wiewohl es eine schwere Krankheit ist, so ist die Wurzel ebenso schwer in ihren Kräften. Für den Schlag, das ist, den der Schlag getroffen hat und er auf der Seite lahm ist: da nimmt die Wurzel die selbe materia, die gelähmt hat, weg und bringt dadurch das Leben wieder in das selbe lahme Glied. Zur Wassersucht desgleichen, es leert den Brunnen und die Bäche, die da von ihm fließen und die Wassersucht machen; also das was da wächst, das wird hinweggenommen. Solcher Tugend vier hat diese Wurzel an ihr.«

Wir wollen uns im Folgenden mit diesen vier Erkrankungen und den ebenfalls von ihm genannten Unterleibsbeschwerden beschäftigen.

Zum Fallenden (Epilepsie)

Unter dem »Fallenden« versteht Paracelsus die Epilepsie. Diese Erkrankung wird nach Paracelsus häufig durch bestimmte Stellungen des Mondes beeinflusst, was in der modernen Medizin bestritten wird und bisher auch mit keiner Studie belegt werden konnte. Gleichwohl ist es in der Psychiatrie wie auch der Altersheilkunde durchaus zu spüren, dass der (Voll-)Mond einen Einfluss auf diese Erkrankung ausübt und beachtet werden sollte. Insofern sind die Erfahrungen von Paracelsus durchaus ernst zu nehmen. Nach den Zeugnissen von etlichen Ärzten und auch nach meinen eigenen Erfahrungen ist die Christrose bei der Indikation Epilepsie erstaunlich modern und wird hier viel zu selten verwendet. Wir werden später ihre Kraft bei diesen Erkrankungen mit entsprechenden Beispielen belegen.

»Diese Wurzel soll im abnehmenden Mond genommen werden, im Zeichen der Waage, die zu dieser Krankheit am bequemlichsten und passendsten ist, und im Planeten Venus im Schatten des borealischen Windes, also im Mittag, getrocknet werden. Nun ist der Alten Brauch gewesen, alle Arznei anfänglich roh, ohne Zusatz zu gebrauchen. Also ist da auch ihr Prozeß meinem Vorhaben nach zu beschreiben, nämlich dass drei Tage, ehe die Krankheit einfällt, der Kranke purgiert werden soll: den Jungen in Milch gesotten, den Alten in Wein, ein halb Lot in einem Trunk gebraucht, und dreimal davon eingenommen, und das bis auf den Tag des Paroxysmus, und das oft getan. So haben's die Alten gebraucht«, so Paracelsus.

Zum Podagra (Gicht)

Die Podagra der Alten wird heute als Gicht bezeichnet. Paracelsus stellt hier die Prophylaxe mit der Christrose in den Vordergrund, was durchaus modern erscheint, da ein Gichtanfall heute selbst mit Schmerzmitteln akut nur langsam abklingt und die Prophylaxe mit einem Harnsäureblocker den Regelgebrauch darstellt.

»Gleichermaßen ist vom Podagra zu verstehen, dass gleich wie in den vorigem Prozeß drei Tage vor dem Angange des Podagras purgiert werden soll, drei Tage auch nacheinander. Sodass geschieht, so ist nit minder: der podagrische Flut nimmt sich hinweg, im ganzen Leib, sodass in der Stunde des Paroxysmus gar wenig gespürt wird. Nun ist aber der alten Philosophen Art gewesen, dass sie sich dermaßen oft purgiert haben, und haben es dahin gebracht, dass alle Podagra hinweggenommen worden sind, auch die confirmierten oder befestigten, und die inveterierten oder eingewurzelten, und dass sie mit der Zeit alle schwanden«, so Paracelsus.

Zum Schlag (Schlaganfall)

In dieser Abhandlung lebt bei Paracelsus der homöopathische Gedanke auf. Gegen eine so starke Erkrankung wie den Schlaganfall kann nur eine der stärksten Wurzeln der Heilkunde Wirkung zeigen. Interessanterweise ist auch nach den modernen Erfahrungen für den weiteren Verlauf nach einem Schlaganfall die Wiedererlangung der Urinkontinenz von wesentlicher Bedeutung. Paracelsus versteht darunter das Purgieren, die Reinigung des Unterleibes. Wo also nach einem Schlaganfall neben den Lähmungen weiter eine Schwäche oder Lähmung des Urinierens besteht, sollte besonders die Christrose verwendet werden. Wir werden weiter unten sehen und mit Beispielen belegen, dass die Christrose auch heute zu den bedeutendsten Heilmitteln nach einem Schlaganfall gehört.

»Desgleichen auch vom Schlag zu wissen ist; so er nun alt und confirmiert ist, so soll man purgieren (= reinigen durch den Unterleib), wie oben steht; es ist der Kraft der Wurzel dermaßen, dass sie den Grund der Krankheit sucht, und sie ist der Natur, dass sie im ganzen Leib kein Körnlein, dass sie nicht durchginge, auslässt. So spricht auch Hippokrates, dass zu den letzten Krankheiten, das ist zu den fixen Krankheiten, dergleichen Arznei gesucht werden solle, das ist: die Arzneien, die so stark wie die Krankheiten sind. Das ist so: der Schlag ist der stärksten Krankheit eine, drum diese Wurzel auch eine ist, die im gleichen Grade dagegen ist. Es folgt also, dass Gleich sein Gleiches findet, drum so ist Strenges allemal wider das Streng zu richten. Der das Gewicht nicht beachtet, dass ein Pfund dem Pfund gleich sei, und dass ein Lot mehr schon überwiegt, der wird keinen solchen Kranken heilen«, so Paracelsus.

Zur Wassersucht

Es wird später mit Hinweis auf die modernen pharmakologischen Forschungen ersichtlich werden, dass die Christrose eine antiödematöse diuretische Wirkung aufweist, also eine Anregung zur Ausscheidung durch die Niere. Sie wirkt ganz wie ein modernes Diuretikum, aber ohne deren nachteiligen Folgen.

Paracelsus: »Es ist in gutem Wissen, dass im Menschen ein Brunnen aufsteigt, von dem Wasser ausgeht, so viel, dass es denen, die es nicht gesehen haben, nit gläublich ist, gleich als hätte Moses mit einer Rute in die Leber geschlagen, und liefe für und für nichts heraus als Wasser. Weil aber Gott gnädig ist, so gibt er wiederum auch Arznei. Die eine ist, dass alle Woche mit der Wurzel purgiert werden soll, das nimmt hinweg, was herzutritt, sodass dort kein Überfluss geschehen kann. Also dient diese Nieswurz gegen die Wassersucht, dass sie das Wasser nicht über Hand nehmen lässt, sondern räumt es weg. So mag der Arzt tun und nach Ansehen der Krankheit dermaßen handeln, minder oder mehr purgieren, wie die Notdurft es fordert. Also ist hier nach den Tugenden dieser Wurzeln der Grund angezeigt worden.«

Zu den Unterleibserkrankungen

Paracelsus berichtet von der hilfreichen Kraft der Nieswurz (ebenfalls die Wurzel) für Erkrankungen des Unterleibs. Die Indikation »Unterleib« und dessen Reinigung stellt hier – im Gegensatz zu den alten Griechen – eine Erkrankung unter den fünf vorgenannten anderen Grunderkrankungen dar. Er versteht hierunter vor allem Erkrankungen aus dem Bereich der Gynäkologie. Besonders nach Totgeburten, nach Abtreibungen wie auch bei Amenorrhoe (fehlender Menstruation) ist seines Erachtens an eine Christrosenbehandlung zu denken und diese mit Gewinn zu gebrauchen:

»Weil die Wurtz vom Leib hinweg tut, was nicht in ihm sein soll, das ist: vom Leibe hinweg tut, was den Leib schädigen will und kann, so folgt daraus, dass auch das menstruum der Frauen allein durch mundificativa (= Reinigung) oder reinigende ausgetrieben werden muss. Zu demselbigen ist dieses am besten. Dergleichen auch bei einer toten Frucht und mola (= entartete Frucht), auch bei Würmern und anderen Gewächsen. Obwohl, das menstruum zu bringen, anortum, auch die Würmer zu treiben, solches nicht einmal in den Laxantiven ist, so ist es aber in dieser Wurzel sonderlich vor anderen, ein Geheimnis in der Natur, da, für alles ihr nicht genommen werden kann, sondern sie ist dermaßen genaturt, dass diese ihre Tugend alle Widerwärtigkeiten den Mannen und den Frauen, in dem Maße wie anfangs angezeigt worden ist, austreibt, und sich ein unterrichteter Arzt wohl darauf zu richten weiß. Wollt Gott, dass der beste Doktor aller deutschen Hochschulen diese Wurz und Kraut, wie sie an ihr selber ist, für alle seine Kunst gebrauchen könnte, da hätte der Kunst genug, mehr als alle seine Skribenten und er dazu; das beweisen die Werke.«

Es ist schon eine sehr bedeutsame Einsicht, die Paracelsus hier über das Walten der Christrose bei Unterleibserkrankungen erwähnt: Alles was den Unterleib zu schädigen vermag, »den Mann und den Frauen«, das kann via Christrose wieder ausgetrieben werden. Immer da, wo über schwerwiegende Schockzustände die Menstruation unregelmäßig wird, wo es zu einem Abort auf natürlichem Wege kam oder eine Abtreibung vorgenommen worden ist, bei all diesen Zuständen ist an die Christrose zu denken. In der heutigen Zeit kommt eine weitere wichtige Indikation hinzu, die erst in den letzten Jahren von der Gesellschaft wahrgenommen worden ist, nämlich Frauen mit einer Traumatisierung durch Missbrauchserfahrungen. Wir werden diesen Punkt weiter unten mit Fallbeispielen veranschaulichen.

Zusammenfassung Paracelsus
Es finden sich sechs wichtige Indikationen für eine Christrosenwurzeltherapie:

1. Verbesserung des Verlaufs nach einem Schlaganfall
2. Gicht- und Gelenkerkrankungen
3. Epilepsie
4. Nierenschwäche mit Ödembildung
5. Gynäkologische Beschwerden
6. Wichtige Neuerung: Blätter der Christrose als Demenzprophylaxe

Insgesamt sind es durchaus präzise und noch heute aktuelle Indikationen, welche die Christrose nach den Erfahrungen von Paracelsus abdeckt. Im Unterschied zum Mittelalter können wir aber dank der Entdeckung der Homöopathie Ende des 18. Jahrhunderts diese Erfahrungen mit homöopathischen Dosierungen machen und bedürfen der rein physiologischen Dosierungen nur selten. Doch bevor wir in den großen Themenbereich der Homöopathie wechseln, möchte ich in kurzen Worten den anderen großen Arzt des Mittelalters vorstellen, der in scharf umrissener Weise den Charakter der Christrose für seine Zeit darstellte: Lonicerus.

Adamus Lonicerus und die Väter der Kräuterheilkunde im Mittelalter

Noch heute interessant und mit wertvollem Wissen bespickt sind die Kräuterbücher der »Väter der Botanik«. Diese Ärzte des Mittelalters stellen die behandelten Arzneipflanzen (meist) in naturgetreuen Abbildungen dar und konnten aus eigener Anschauung über ihre Erfahrungen berichten. Bei Hieronymus Bock (1498–1554) und in dem *New Kreuterbuch* (1543) von Leonhart Fuchs (1501–1566) sind die Angaben zur Christrose aber kaum von den Angaben der Griechen unterschieden. Ganz anders bei Adamus Lonicerus (1528–1586), der 1557 das berühmteste Kräuterbuch des Mittelalters herausgegeben hat: das *Kreuterbuch* in der Tradition des *Gart der Gesundheit*, worin er das Wissen der damaligen Zeit zusammengestellt hat. Die Angaben ähneln sehr den Angaben der Hippokratiker, wie sie in Hahnemanns Habilitation zu finden sind. Auch bei Lonicerus wird deutlich zwischen den Kräften der weißen und der Schwarzen Nieswurz unterschieden. Interessant ist hier das Beschreiben von psychischen Symptomen wie »böse Gedanken haben«:

»Schwartz Nießwurtz gepülvert/und in die Fisteln so verhartet sind/hineingetan/heilet sie zu hand.

Den Mund gewaschen mit Wasser/darinnen schwartz Nieswurtz gesotten worden/reinigt die Zähn/benimm das faule Fleisch/tödtet die Würm/und triebt das schwere Geblüt durch den Stuhlgang auß.

Die Christrose in der Volksmedizin

Welche wichtige Rolle die Christrose in der Alpenregion schon im Mittelalter gespielt hat, zeigt sich in dem Heimatroman »Der Klosterjäger« von Ludwig Ganghofer. Der Roman spielt im 14. Jahrhundert im Berchtesgadener Land. Die Christrose steht hier für Heimat, aber auch ihre Heil- und religiöse Symbolkraft werden gewürdigt:

»Dann atmete er [der Jäger und Titelheld Haymo] tief, und sein Blick fiel auf die weißschimmernden Blüten am Kreuz. Schneerose! Du echte Blume der Berge! Nicht minder schön und lieblich als die rotglühende Almenrose des Sommers, und noch geheimnisvoller als der Samtstern des Edelweiß. Schneerose! Wenn der Winter seinen weißen Mantel über alle Berge wirft, wenn alles Blühen erstirbt und alles Wachstum entschlummert, dann regt sich die keimende Kraft in den tief gesenkten Wurzeln dieser einzigen Pflanze, als wäre sie bestellt zur Hüterin des Lebens, damit es nicht ganz erlösche in der toten Zeit zwischen Herbst und Frühling. In frostiger Öde sprossen ihre Blätter, und zwischen Schnee und Eis entfalten sich ihre weißen Blüten. Und wandert zur Winterszeit der Tod durch die verschneiten Hochlandstäler und berührt er ein unschuldig Kind mit seiner kalten Hand, dann klimmt die weinende Mutter empor zu den schimmernden Schneehalden und windet ihrem entschlafenen Liebling die weißen Rosen zum Kranz, als Sinnbild des ewigen Lebens. Schneerose! Das ist Leben und Tod zugleich! Denn die Wurzeln dieser Pflanze bergen einen geheimnisvollen Saft, der kranke Herzen gesunden lässt und bleiche Wangen wieder färbt. Für jeden aber, der diese Arznei zu gierig genießt, wird sie zum tödlich wirkenden Gifte. Zwei Tröpflein machen rot, Zehn Tropfen tot!« So sagt der Volksmund – (…)«

Schwartz Nießwurtz in Essig gesotten/und den Leib damit bestrichen/benimmt die Aussätzigkeit/und stickende Haut/macht weich/und heilet also den Grind/und verzehret zugleich auch die Wartzen.

Schwartz Nießwurtz in Essig gesotten/und in die Ohren gelassen/benimmt das Sausen darinnen/stärcket das Gehör/und ist den Menschen so böse Gedanken haben/innerlich gebraucht/sehr bequem.

Schwarz Nießwurtz zwo oder drey Stund in Wein gelegt/darnach den Wein abgesiehen/gesotten/und des Abends so man schlafen gehen wil/getruncken/reiniget alle innerliche Glieder von böser Feuchtigkeit/benimmt das Hauptwehe/und Schwindeln des Haupts.

Gewidmet war sein Roman seiner verstorbenen Tochter. Er vergleicht sie mit einer »Blume gleich im Frühlingshage«. Dies erinnert an die oben zitierte Stelle der Christrose als Symbol des Vergehens und Lebens:

Dem Angedenken meines heimgegangenen Kindes

Sie stieg hernieder auf die Erde,
Wie von der Sonne fällt ein Strahl.
Und schwand hinweg von dieser Erde,
Wie er verglüht im dunklen Tal.

Der Blume gleich im Frühlingshage,
An Leib und Seele sonder Fehl,
War sie die Freude meiner Tage,
Mein Sorgentrost und mein Juwel.

Kein Wölklein, das sich nicht zerteilte
Vor ihrem sonnigen Gesicht,
Und wo sie ging und wo sie weilte,
Da war die Wärme, war das Licht.

Sie lächelte: man mußte lieben.
Ein Blick: und sie gewann ein Herz …
Und ach, was ist von ihr geblieben?
Ein kleines Grab, ein großer Schmerz.

Schwartz Nießwurtz mögen die starcke Menschen brauchen/und nicht die von Natur blöd sind. Sie vertreibt das Fieber/so lange Zeit gewäret/mit Wein und ein wenig Zucker gemischt/und davon getruncken.

Schwartz Nießwurtz treibt mit dem Stuhlgang die böse Feuchtigkeit auß dem Menschen herauß. Von schwarzer Nießwurz getruncken/reutet alle Kranckheit der innerlichen Glieder auß.

Ein Pflaster von schwartzer Nießwurtz gemacht/und auf die schäbige Haut gelegt/heilet sie ohne Zweyffel.

Wer verstopfft und voll umb die Brust ist/der siede schwartz Nießwurtzkraut mit ein wenig Wein und Honig/seyhe es durch ein Tuch/und trincke es abends wann er schlaffen gehen will/es sänfftiget die Brust/reiniget den Magen/und was von böser Feuchtigkeit im Cörper ist/mindert es/und nimmt es hinweg. Schwartz Nießwurtz reiniget und treibt die schwarze Melancholey unten auß mit dem Schleim.

In die Ohren gethan/bringt sie das Gehör wiederum. Die Wurtzel den Frauen in ihr Gemäch gethan/bringt ihnen ihre Blum und monatliche Zeit.

Das Pulver in die Fisteln gethan/reiniget und heilet sie. Wer die Wurtzel stets und mit Bescheidenheit braucht/der bekommt ein rein Blut: ferner reiniget sie also gebraucht/das Haupt und alle Glieder des Haupts/behütet von vielen Krankheiten mehr.«

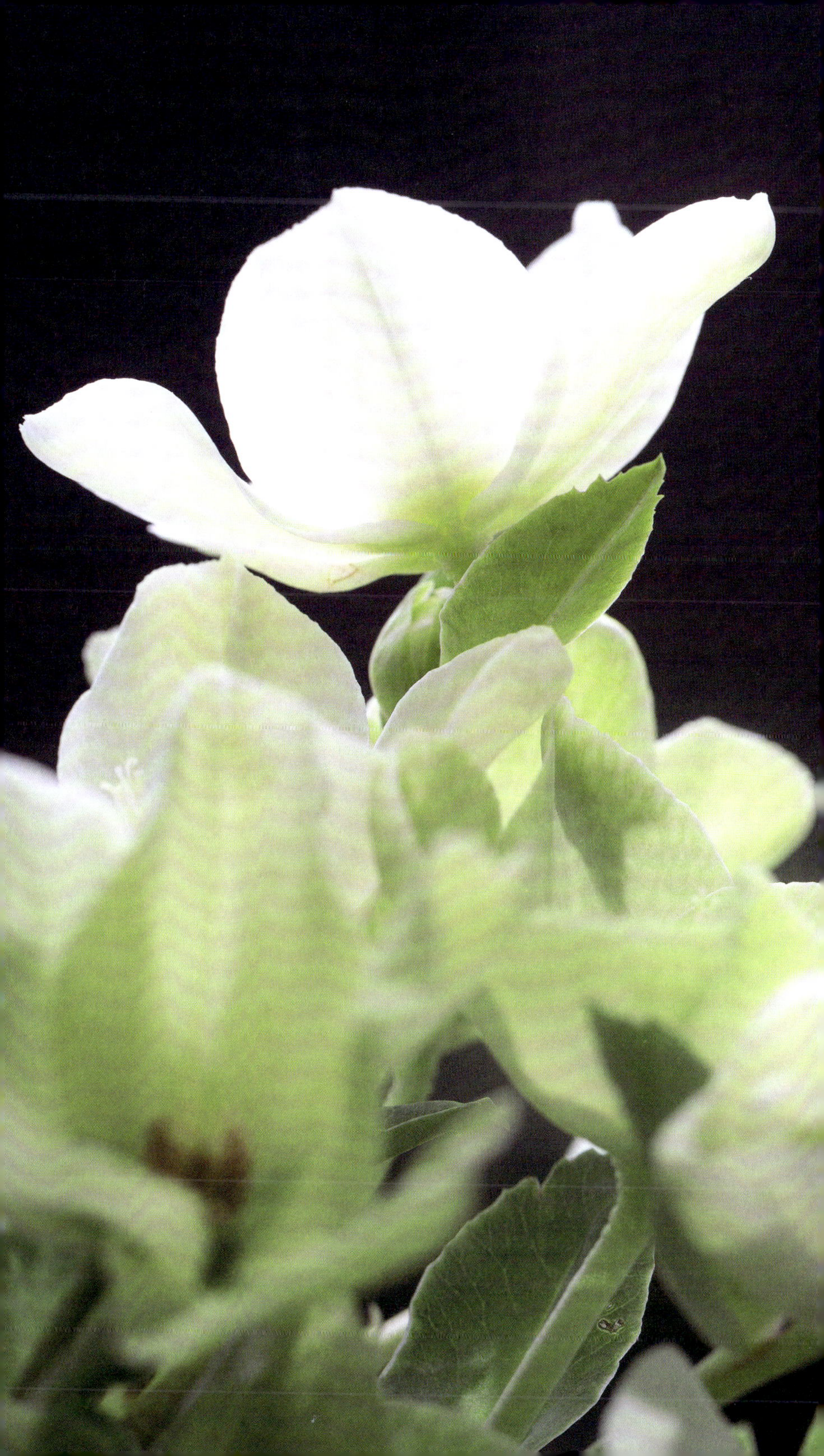

Die Christrose in der Homöopathiegeschichte und aktuelle homöopathische Indikationen

Unser heutiges Wissen über die Kraft der Christrose basiert auf den Erkenntnissen der griechischen Antike – bereichert durch Erfahrungen des Mittelalters. Es ist Samuel Hahnemann, der über seine neu in die Medizin eingeführten Arzneimittelprüfungen am Gesunden eine weitere Präzisierung des Erfahrungsschatzes zur Christrose vorgenommen hat. Bei ihm »beblättert« sich das Wissen schon mehr, die Christrose bekommt Wesenszüge, ihr charakteristisches »Hahnenfußgesicht«. Diese »Beblätterung« oder weitere Differenzierung des Wissens tritt ein, obwohl Hahnemann im Gegensatz zu Paracelsus nicht mehr zwischen Wurzel und Blättern unterscheidet, sondern gleich den Griechen »der mit Weingeist zu gleichen Theilen gemischte Saft der frischen und die geistige Tinctur der trocknen Wurzel des Helleborus niger« den Vorzug gibt.

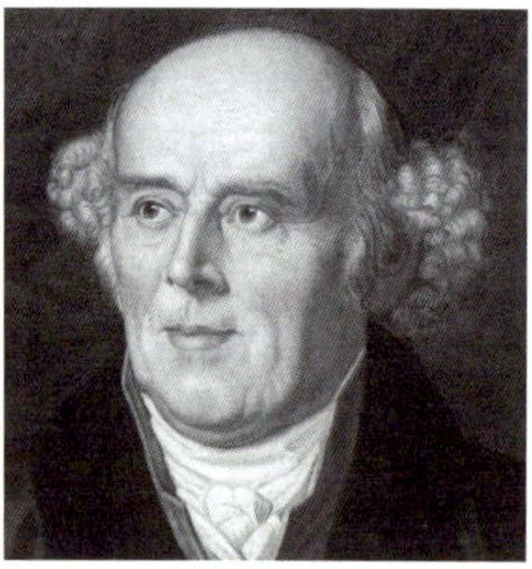

Samuel Hahnemann (1755–1843), Begründer der Homöopathie

Hahnemann und seine Arzneimittelprüfungen

1796 gehört die Christrose zu den ersten Heilmitteln, mit denen Hahnemann das neue Heilgesetz der Homöopathie zusammen mit zwei anderen Hahnenfußgewächsen, botanisch Ranunculaceen genannt, einläutete: dem Sturmhut (*Aconitum napellus*) und der Küchenschelle (*Pulsatilla pratensis*). Er führte Arzneimittelprüfungen am gesunden Menschen durch und beobachtete, wie Seele, Geist und Körper durch die Einnahme der Arznei verändert werden.[2] Hahnemann ist seiner Zeit weit voraus mit der Forderung nach Versuchen an Menschen, aber in einer Dosierung, die den Probanden nicht schaden, wohl aber für die Zeit der Arzneimittelprüfung seelische, funktionelle und teilweise auch physische Veränderungen verursachen, die es zu beobachten gilt. Wenn diese Symptome, die an Gesunden erhoben worden sind, dann vom Arzt bei den kranken Patienten aufgefunden werden, kann durch die Gabe dieser Arznei in homöopathischer Dosierung eine Heilung erfolgen. Als homöopathischer Arzt muss ich also ähnliche Symptome bei den Kranken finden, wie sie von Hahnemann oder anderen Prüfern am Gesunden gefunden worden sind.

Betrachtet seien nun einige der insgesamt 95 Symptome, die Hahnemann entdeckt hat bei seiner ersten Arzneimittelprüfung mit der Christrose, die er an Mitgliedern seiner Familie und ärztlichen Freunden durchgeführt hatte. Gerade bei dieser Arznei fallen die psychischen Veränderungen auf, die – modern gesprochen – sofort an eine tiefe (endogene) Depression denken lassen:

1. Äußerste Ängstlichkeit,
2. Unentschlossenheit,
3. er verzweifelt an seinem Leben,
4. er stöhnt und grunkt,
5. Heimweh,
6. beim Anblick eines Fröhlichen wird er wehmütig und fühlt sich dann erst recht unglücklich,
7. nachts unaufhörlich verworrene, oft sehr ängstliche, doch unerinnerliche Träume,
8. unruhig und ängstlich wie Unglück ahnend,
9. traurige Gemütsstimmung über seine gegenwärtige Lage, es kommt ihm alles so schal vor, nichts hat Reiz für ihn,
10. den ganzen Nachmittag in sich gekehrtes, stilles Wesen.

In der Tat lassen sich diese Symptome regelmäßig bei depressiven Patienten wiederfinden – und einer der größten Experten für die Christrosentherapie, der anthroposophische Lungenfacharzt Christof

[2] In der modernen Pharmazie werden Versuche an Tieren oder in Zellversuchen gemacht, die sich aber nicht 1:1 auf Menschen übertragen lassen.

Schnürer, sieht in der Behandlung von Depressionen die Christrose als eine wesentliche Komponente.

Fallbeispiel *Christof Schnürer berichtete über einen Patienten mit einer reaktiven depressiven Verstimmung bei psychosozialer Überlastung mit Schlaflosigkeit, sexueller Unlust und mangelnder Erektionsfähigkeit, die eine Depression häufig begleiten. Außerdem klagte der Patient über Asthma bronchiale, eine gesteigerte Infektanfälligkeit und einen Diabetes mellitus sowie Herzrhythmusstörungen. Schnürer spritzte ihm Helleborus niger Helixor® D20 in die Venen. Schon eine Woche später berichtete der Patient glücklich über die »Powerspritze« – er konnte auch in der weiteren Folge regelmäßig von der Injektion profitieren.*

Die klassischen Depressionszeichen wie Unlust, Schlaflosigkeit, traurige Stimmung sind bereits in den Symptomen bei Hahnemann beschrieben. Heute würden wir aufgrund vielfältiger Erfahrungen besonders die »Winterdepression« hervorheben wollen, die sehr gut auf die Christrose reagiert.

In der Tat ist die Christrose als pflanzliches Antidepressivum eine großartige Arznei, die tiefer zu wirken scheint als das bekannte Johanniskraut – und allein diese Indikation würde vollkommen ausreichen, ihr einen Ehrenplatz in der Pflanzenheilkunde zu gewähren. Doch sie vermag noch mehr und kann selbst bei schweren körperlichen Erkrankungen eine wichtige Stütze sein. Interessanterweise sind diese Indikationen der Homöopathie den Erfahrungen der alten Griechen und des Mittelalters sehr ähnlich. Hahnemann schreibt:

»Die Schwarzchristrose (*Helleborus niger*) macht unter fortgesetztem Gebrauche beschwerliche Kopfschmerzen (daher wohl ihre Kraft in einigen Gemüthskrankheiten auch bei chronischen Kopfschmerzen), und ein Fieber; daher ihre Kraft, Quartanfieber zu heilen und eben daher zum Theil ihre Kraft in Wassersuchten, deren schlimmere Gattungen immer mit einem remittierenden Fieber vergesellschaftet sind und worinn sie mit Beihülfe ihrer (…) Harn treibenden Kraft so hülfreich ist. (Letztere ist verwandt mit jener Eigenheit derselben, die Blutgefäße des Unterleibes, des Afters und der Bärmutter zur Thätigkeit zu reitzen. – Die Eigenheit derselben, eine zusammenschnürende, erstickende Empfindung in der Nase zu erregen, kann Anleitung geben, sie in ähnlichen Zufällen (die ich auch bei einer Art von Gemüthskrankheit gefunden habe) zu verordnen. Ihre häufige Verwechslung mit andern Wurzeln hat uns nur diese wenigen wahren Data übrig gelassen.«

Hier werden vor allem jene Indikationen erwähnt, die sich bereits bei den alten Griechen finden: Kopfschmerz, (viertägiges) Fieber, Wassersucht, Niesreiz. Interessant ist die Angabe Hahnemanns, dass die Christrose bei Gemütsstörungen, die wir heute dem psychiatri-

Die zauberkräftige Christrose in Wilhelm Hauffs Märchen

In der Hahnemannschen Prüfung fällt eine Reizung der Nase zum Niesen auf: »Die Eigenheit derselben, eine zusammenschnürende, erstickende Empfindung in der Nase zu erregen, kann Anleitung geben, sie in ähnlichen Zufällen (die ich auch bei einer Art von Gemüthskrankheit gefunden habe) zu verordnen.«

Dieses Motiv kommt heilend in dem Märchen von Wilhelm Hauffs »Zwerg Nase« aus dem Jahre 1826 zu Ehren. Die Christrose ist hier zentral wirksam als das hilfreiche verwandelnde Zauberkraut.

Die Geschichte handelt von Jakob, dem zwölfjährigen Sohn eines Schuhmachers, der mit seiner Mutter auf dem Markt Gemüse und Obst verkauft. Die Fee Kräuterweis, verkleidet als hässliche Frau, verdirbt aber den Verkaufsstand und wird darauf von Jakob beschimpft. Sie verwünscht nun Jakob, sodass ihm eine lange Nase wächst. Auch muss er sieben Jahre Dienst im Hause der Fee tun und lernt die Kochkunst. Als er wieder nach Hause zurückkehrt, erkennt ihn niemand mehr. Tatsächlich hat er sich in einen hässlichen Zwerg mit Buckel und ohne Hals, aber langer Nase verwandelt. Er versucht sein Glück als Koch im Frankenland und wird vom Herzog eingestellt, der sein Essen hoch schätzt. Beim Markteinkauf erwirbt er eine sprechende Gans, die sich als Mimi, die Tochter eines Zauberers aus dem fernen Schwedenland vorstellt und die nun selbst von einer bösen Zauberin verwunschen worden ist. Sie weiß auch, was Jakob zu tun hat, um wieder verwandelt zu werden. Bei einem Bankett verlangt ein fürstlicher Gast eine edle Pastete, die Königin aller Speisen. Als Jakob diese mit Hilfe von Mimi zubereitet, fehlt ihm aber immer noch ein bestimmtes Kraut, das Kräutlein Niesmitlust. Mimi hilft ihm erneut, und zusammen finden sie das Kraut. Als er daran riecht, verwandelt er sich zurück und kann später auch Mimi erlösen.

schen Bereich zuordnen würden, eine wichtige Rolle spielt, wenn parallel Niesanfälle (Nieswurz!) oder eben eine zusammenschnürende, erstickende Empfindung in der Nase zu finden sei.

In Hahnemanns 1817, also fünf Jahre nach seiner Habilitation, erschienenem neuen Standardwerk zur Homöopathie, *Reine Arzneimittellehre*, nimmt die Schwarzchristwurzel bereits einen wichtigen Platz ein. In einer Anmerkung gibt er die vielleicht beste kurze Zusammenfassung der wesentlichen Eigenschaften der Christrose:

»Aus verschiedenen Beobachtungen schließe ich, dass Abstumpfung des inneren Gefühls (Sensorium comune) – wo man bei gutem Gesicht nur unvollkommen sieht und das Gesehene nicht achtet, bei gutem Gehörwerkzeuge nichts deutlich hört oder vernimmt, bei richtigem Geschmackswerkzeuge an nichts Geschmack findet, immer oder oft gedankenlos ist, sich des Vergangenen oder kurz vorher Begegneten wenig oder nicht erinnert, an nichts Freude hat, nur leicht schlummert, ohne fest und erquickend zu schlafen, arbeiten will ohne Aufmerksamkeit oder Kräfte dafür zu haben/eine erste Hauptwirkung der Schwarzchristwurzel sei.«

Mit anderen Worten: Die Christrose ist die zentrale Pflanze für herabgesetzte Bewusstseinszustände (Schläfrigkeit, Lethargie), wie sie sich nach Schockzuständen einstellen und bei vielen Erkrankungen wie Demenz, Schlaganfall, Depression, Parkinson zu finden sind.

An konkreten Beispielen werde ich zeigen, was und wie die Christrose bei diesen Erkrankungen zu den unterschiedlichen Zeiten der menschlichen Biografie wirkt.

Zusammenfassung homöopathische Arzneimittelprüfung der Christrose

1. Bestätigung der körperlichen Indikationen der Griechen,
2. Erweiterung des Arzneiwissens durch Präzisierung der Symptome,
3. Erweiterung des Wissens vor allem durch Neuauffindung von psychischen Symptomen, die eine Beziehung zu Depressionen, Lethargie, posttraumatischen Erscheinungen aufweisen, aber auch psychiatrisch interessant werden können.

Kinderheilkunde einschließlich Epilepsie und ADS/ADHS

Nun gilt es, die umfangreichen Erfahrungen mit der Christrose nach Lebensalter zu strukturieren und den Beginn mit der Kinderheilkunde zu machen.

Es ist wirklich erstaunlich. All die bisher dargestellten Symptome weisen doch eher auf das Alter hin, aber in den Jahren nach Hahnemann wurde die Christrose tendenziell mehr bei bestimmten Störungen in der Kindheit verwendet.

Neonatologie

Wie sich bereits gezeigt hat, ist die Christrose von wesentlicher Bedeutung bei Erkrankungen in der Kindheit, die einer »Nachreifung« bedürfen, weil Entwicklungsschritte nicht adäquat vollzogen werden konnten. Sie hat einen wichtigen Stellenwert in der Kinderheilkunde und zwar sowohl in der Neonatologie (Frühgeborenenstation) als auch bei seelischen und physischen Entwicklungskrisen – bis weit in die Pubertät hinein.

Der anthroposophische Kinderarzt Georg Solder lobt die Bedeutung der Christrose bei Neugeborenen, die infolge Sauerstoffmangels bei mangelnder Atemfähigkeit nach der Geburt eine Enzephalopathie (schwere Hirnstörung) erlitten haben. Dies kann zu schweren, lebensbedrohlichen Hirnerkrankungen mit und ohne Krampfanfällen führen.

••• **Fallbeispiel** *Eine Adoptivmutter stellte der Ärztin Astrid Süßmuth einen sieben Monate alten Jungen vor. Das aus einer ursprünglichen Zwillingsschwangerschaft herausgegangene Einzelkind war in der 27. SSW nach Blasensprung durch Kaiserschnitt entbunden worden. Das Geburtsgewicht betrug weniger als ein Kilogramm. Es hatte leider die üblichen Komplikationen von Frühgeborenen erlitten. Zweimalige schwere Hirnblutungen, einen Leistenbruch, Herzrhythmusstörungen und eine Retinopathie (Erkankung des Augenhintergrundes), die bis zur Erblindung führen kann. Nach der zweiten Hirnblutung bekam es eine Shunt-Implantation, ein Ventil, um das überflüssige Hirnwasser abzuleiten. Das Kind hatte eine Trinkschwäche und eine Verstopfungsneigung. Zudem verströmte es einen deutlichen Metallgeruch. Die Extremitäten waren extrem kalt.*

Astrid Süßmuth gab diesem Kind die Christrose in einer homöopathischen Dosierung. Danach zeigte sich zunächst eine stärkere Schweißbildung über die Dauer von zwei Wochen. Drei Tage später berichtete die Mutter begeistert vom erstmaligen spontanen Stuhlgang, und nach achtmonatiger Therapie begann das Kind zu krabbeln.

Die Christrose kann gerade in diesen Fällen, den typischen Folgeerkrankungen der Frühgeborenen, eine wesentliche Stütze der Therapie sein. Darauf hat als einer der Ersten Horst Hauptmann, Kinderarzt aus Augsburg, hingewiesen: »Ich habe einige normale, das heißt neurologisch unauffällige Frühgeborene mit Helleborus D30 (alle vier Wochen eine Gabe über ein Vierteljahr) behandelt. Alle diese Kinder sind gut gediehen und ohne Probleme aufgewachsen.«

Ein zentraler Hinweis für den Gebrauch der Christrose in der frühen Kindheit ist das Hirnödem. Wir können hier von einem Stau des Hirnwassers sprechen. Dies kann auch in Begleitung einer fieberhaften Meningitis oder eines Schädel-Hirn-Traumas eintreten.

Bei Folgezuständen einer heute zum Glück seltenen Meningitis der Kinder ist die Christrose angezeigt, wenn sich ein deutlicher Reaktionsmangel zeigt. Die Symptome: Teilnahmslosigkeit gegen geliebte Personen, gegen Schmerzen, gegen Leiden; offener Mund, erschwertes Schlucken; viel Gähnen, auffallende Schläfrigkeit oder auch Schlaflosigkeit. In ähnlicher Weise profitieren nach Hauptmann von der Christrose Kinder mit einem sogenannten Hypotoniesyndrom, bei denen die Muskeln nicht gleich dem Willen gehorchen und eine verzögerte statomotorische Entwicklung vorliegt.

Fallbeispiel *Ein sechsjähriges Mädchen leidet an einer Paraparese und Ataxie unklarer Herkunft, die mit zwei Jahren erstmalig aufgetreten war. Außerdem besteht eine frühkindliche Sprachentwicklungsverzögerung. Zunächst zeigt sich eine deutliche Besserung mit dem anthroposophischen (Muskel-)Präparat Plantago Primula cum Hyoscyamo Weleda® hinsichtlich des Muskeltonus und Zehenspitzengangs. Dann aber läuft sie wieder sehr spitzfüßig, was aus ärztlicher Sicht ein schlechtes Zeichen darstellt. Es bilden sich Bläschen (Aphten) im Mund sowie ein starker Mundgeruch. Psychisch beschreibt sie die Mutter wie »durch den Wind«. Nunmehr erfolgt ein Wechsel auf Helleborus niger D6 oral. Wenige Wochen später berichtet die Mutter: Helleborus wirkt sehr gut. Ihre Tochter könne jetzt mit Zählen 100 Schritte mit den Fersen am Boden ma-*

chen. Sie wirke nun fröhlich und sei ausgeglichen. Der Mundgeruch und die Bläschen sind weg. Sie hat sich fröhlich eingependelt und ist wieder guter Dinge.

Starker Mundgeruch und Bläschen, Aphtenbildung können also auch einen Hinweis für eine notwendige Behandlung mit der Christrose liefern.

Epilepsie

Eine weitere wichtige Indikation selbst schon des frühen Kindesalters sind epileptische Anfälle. Wir erinnern uns, dass bereits Hippokrates und Paracelsus diese Indikation rühmten.

Meiner Erfahrung nach ist in der Kombination Epilepsie und Schwerstbehinderung kein anderes homöopathisches Arzneimittel so oft in der Lage, deutlich wahrnehmbare Verbesserungen bis hin zu Anfallsfreiheit zu erbringen – bei paralleler Verbesserung der seelischen Verfassung! Davon berichtet die homöopathische Literatur häufig. Eindringlich hat diese Indikation der Arzt E. Unseld in seiner eigenen Familie erfahren.

Er berichtet von folgenden drei Fällen:

Fallbeispiel *»Meine älteste Tochter erkrankte im März 1940 aus voller Gesundheit – sie war damals ein Jahr alt – an einer perakuten schweren Enzephalomeningitis. Wie uns noch gut erinnerlich ist, war sie an einem ungewöhnlich warmen Föhntag mit intensiver Sonneneinstrahlung länger als sonst im Freien gewesen. Bei der Rückkehr nach Hause zeigte sie livides, blasses Aussehen, machte einen kranken Gesamteindruck und hatte bald Fieber von 40 Grad, während sich die äußere Haut noch ganz kalt anfühlte. Innerhalb weniger Stunden traten schwere Erstickungsanfälle und klonische Krämpfe auf, denen bald danach Lähmungen beider Beine und eines Armes folgten, während der andere Arm unkoordinierte Bewegungen ausführte. Die Prognose erschien hoffnungslos, als das Kind mehrere Tage lang tief soporös war, während sich interkurrent immer wieder zerebrale Krämpfe in den Gliedmaßen ereigneten. Prof. Stiegele verordnete im Wechsel Apis D3, Belladonna D6 und Helleborus D6. Unter dieser Behandlung ging der schwere Krankheitszustand innerhalb weniger Tage in Heilung aus. Unmittelbare Residuen blieben nicht zurück, das Kind entwickelte sich normal weiter, nur kamen in den* *nächsten Jahren bei Schreck- und Schmerzereignissen noch einige wenige Krampfanfälle vor, bis sie sich unter Helleborus D6 allmählich ganz verloren. Der letzte Anfall ereignete sich im Alter von sieben Jahren anlässlich einer Erkrankung an schwerer Diphterie. Seit dem damaligen schweren Krankheitszustand sind inzwischen achtundzwanzig Jahre verflossen.«*

Fallbeispiel *»Eine zweite Tochter, damals zehnjährig, versetzte uns im Jahre 1952 in große Besorgnis, als bei ihr eines Abends nach dem Einschlafen plötzlich ein zerebraler Krampfanfall mit tiefer Bewusstlosigkeit, klonischen Zuckungen und Krämpfen des Gesichts und der Gliedmaßen auftrat. Schon einige Zeit vorher war meiner Frau aufgefallen, dass das Kind seinen sonst so fröhlichen Gleichmut verloren hatte und mitunter etwas fahrig, zerstreut und wesensverändert erschien. Ich verordnete dem Kind Zincum metallicum D6, 3-mal täglich 1 Tablette. Aber leider wiederholten sich die Anfälle mehrmals, und zwar jeweils etwa eine Stunde nach dem Einschlafen in derselben Weise. Einnässen war nie vorhanden; das Kind war nach dem Abklingen des Anfalls sofort wach und ansprechbar und wunderte sich, was mit ihm gewesen war. Wir nahmen das Kind aus der Schule, um ihm möglichst viel Ruhe und Schlaf sowie Aufenthalt im Garten zu ermöglichen. Aber, im Abstand von mehreren Wochen kamen dennoch immer wieder einzelne Anfälle vor. Schließlich baten wir einen befreundeten Kinderarzt um seinen Rat. Er konnte außerhalb der Anfälle keinen abweichenden neurologischen Befund erheben, riet uns aber zur Vermeidung weiterer Anfälle zu Comital, einem damals gebräuchlichen Kombinationspräparat von Hydantoin und Prominal. Etwa vier Monate führten wir diese Verordnung pünktlich durch. Als dann aber doch wieder ein Anfall auftrat, setzten wir das Mittel wieder ab und wandten auf Rat von Prof. Stiegele Helleborus niger D6 an, 3-mal täglich 5 Tropfen vor den Mahlzeiten. Von diesem Zeitpunkt an kam kein einziger Anfall mehr vor, das Kind konnte seine Schulausbildung fortsetzen und abschließen, entwickelte sich ganz normal und steht nach Abschluss einer dreijährigen Berufsausbildung seit mehreren Jahren in seinem Beruf. Die damaligen Anfälle liegen jetzt sechzehn Jahre zurück; man darf die Krankheit wohl nach diesem langen anfallsfreien Intervall ohne Zweifel als geheilt betrachten. Die Dauer der Einnahme von Helleborus D6 betrug damals, soweit ich mich erinnern kann, mehrere Monate.«*

Fallbeispiel *»Eine weitere Beobachtung betrifft einen neunjährigen Knaben, der im November 1964 von seiner Mutter in meine Sprechstunde gebracht wurde. Er war kurz zuvor eines Morgens beim Erwachen von einem Anfall betroffen worden, der mit Bewusstseinsverlust von elfeinhalb Stunden Dauer, zeitweise Erstarrung und anfallsweisen Krämpfen und unkoordinierten Bewegungen einherging. Beim Erwachen aus dem Anfall kam es zum Erbrechen, der Junge klagte über Leibschmerzen. Außer einer Eisenmangelanämie mäßigen Grades konnte bei dem intelligenten, psychisch unauffälligen Buben kein wesentlicher Krankheitsbefund erhoben werden. Namentlich war der neurologische Status vollkommen in Ordnung. Das EEG zeigte spontan ein unauffälliges Wellenbild. Gegen Ende der Hyperventilation zeigten sich seitengleich Gruppen von 3,5/Sek Wellen und Spikes, die nach Beurteilung des Fachberaters für Petit-Mal-Epilepsie charakteristisch waren. An sonstigen Beobachtungen der Mutter war bemerkenswert, dass der Bub einen unruhigen Schlaf mit gelegentlichem Aufschreien hatte und morgens nach dem Aufstehen öfter leichte Zuckungen in den Händen und Fingern auftraten. Ferner bestanden oft krampfartige Leibschmerzen, in denen sich der Junge nach vorne zusammenkrümmte. Askarideneier im Stuhl, die vermutet worden waren, konnten nicht gefunden werden, auch wurde in der ganzen Beobachtungszeit niemals Wurmabgang beobachtet. Meine Verordnung lautete: Helleborus niger D6, 3-mal täglich 5 Tropfen. Das Mittel wurde bis zum Abschluss der Behandlung im Mai 1967 fortlaufend verordnet. Einige Monate nach Behandlungsbeginn kam es nochmal zu einem großen Anfall, der allerdings kürzer war und leichter verlief als der erste. Seither sind die großen Anfälle nicht mehr vorgekommen. Die morgendlichen Zuckungen an den Händen verloren sich allmählich ganz.«*

Eine Fallbeschreibung von dem Arzt Hans Ziller bestätigt diese Ideen. In diesem Fallbeispiel sind die Grunderkrankungen des Paracelsus wieder dabei: Epilepsie, Schlaganfall, Wassersucht.

Fallbeispiel *»Patientin, Verena R., geboren 1972, 1980 Entfernung eines bösartigen Hirntumors (Astrozytom). Nach der Operation (Hans Ziller) bildeten sich im Kopf Hirnblutungen aus. Es wurde eine Drainage zur Ableitung des Hirnwassers angelegt. Nach dem zweiten Eingriff ist die sechzehnjährige Mittelschülerin erblindet, sie hatte eine spastische armbetonte Halbseitenlähmung und häufige zerebrale Krampfanfälle. Trotz antiepileptischer Dauermedikation traten die Krampfanfälle wei-*

ter mehrmals pro Woche auf. Erst auf Bufo (Krötengift) in homöopathischer Dosierung gab es keine Krämpfe mehr. Im September 1998 traten Absencen auf, die Patientin wurde stumpfsinnig. Ihr Gesicht war auffallend gedunsen. Im CCT zeigte sich ein Marklagerödem rechts fronto-parietal. Auf Helleborus D4 erfolgte wesentliche Besserung. Juni 2005: das Anfallsgeschehen ist praktisch verschwunden, die Patientin ist trotz völliger Erblindung fröhlich, ausgeglichen, immer zu Scherzen aufgelegt.«

In ähnlicher Weise bin ich selbst immer wieder erstaunt, wie hilfreich das Medikament bei dieser Erkrankung sein kann, auch wenn die Epilepsie dann nicht mehr die Kindheit betrifft.

••• **Fallbeispiel** *Hierzu der Fall einer neunundfünzigjährige Frau, die unter einem Hirntumor, einem sogenannten Astrozytom WHO Grad 2 litt mit fünf bis zehn kleinen täglichen epileptischen Anfällen seit mehreren Monaten. Sie erhielt Helleborus niger Helixor® D30 2-mal pro Woche als Injektion. Zwar zeigte sich keine wesentliche Verkleinerung des Tumors nach drei Monaten der Therapie, sodass sie operiert werden musste. Indes hat sie seit dieser Therapie – obgleich keine sonstige Veränderung der Medikation stattfand – bereits nach der ersten Injektion nur noch 1–2 kleine Krampfanfälle pro Tag. Auch berichtete der Sohn, dass die Mutter seelisch aufgeblüht sei wie schon Jahre zuvor nicht mehr.*

Letztlich ist die Christrose immer einen Versuch wert, wenn es um kaum beherrschbare epileptische Anfälle bei schweren Erkrankungen unterschiedlichster Ursache geht. Mir ist keine andere Arznei bekannt, die derart viel Hilfe zu geben vermag.

ADS/ADHS

Nicht nur bei epileptischen Anfällen und Depressionen ist die Christrose hochwirksam. Wie schon bei Hahnemann ersichtlich, hat die Christrose eine zentrale Rolle in der Therapie von gedämpften Bewusstseinszuständen, andererseits aber auch plötzlich überschießenden erregten Bewusstseinszuständen. Das moderne Wort hierfür wird heute abgekürzt ADS, häufig aber auch ADHS, genannt. Darunter versteht man entweder eine Aufmerksamkeits-Defizit-Hyperaktivitäts-Störung (ADHS) oder eine Aufmerksamkeits-Defizit-Störung (ADS). Bei beiden Formen der Erkrankung ist die Aufmerksamkeit gestört und eine hohe Ablenkbarkeit vorhanden. Über die Ursachen wird noch gestritten. Dennoch ist klar ersichtlich, dass es sich hier wieder um eine Zeitkrankheit handelt, die nach dem Kinderarzt Georg Soldner »u.a. dadurch charakterisiert ist, dass

- moderne Medien und der PC die eigene Bewegung, den Wechsel von Sprechen und Zuhören, das gemeinsame Spiel und rituelle Ordnungen (z.B. beim Einnehmen von Mahlzeiten) innerhalb der Familie sehr stark zurückgehen lassen,
- Mädchen und Jungen ganz überwiegend nur von Frauen erzogen werden (Mütter, Kindergärtnerinnen und in der Regel auch Grundschullehrerinnen),
- Väter meist lediglich in der Freizeit erlebt werden bzw. an einem Besuchswochenende alle 14 Tage (nach Trennung der Eltern) oder gar nicht,
- Kinder eigene Bewegungen immer seltener als sinnvolle Notwendigkeit erfahren durch die Technisierung und Mechanisierung von Haushalt und Verkehr,
- insbesondere Jungen männertypische Bewegungsabläufe wie körperliche Kraft und Ausdauer erfordernde Tätigkeiten selten erleben – und dann oft als (im Prinzip beliebige) sportliche Tätigkeit und nicht als gesellschaftlich tragende, wertvolle und geordnete Arbeit,
- Freiräume für die Entfaltung von Impulsivität, Eigenbewegung und wechselnde Aufmerksamkeit, wie sie die Natur und die nicht durch Termine geprägte Zeit bieten, zunehmend verschwinden.«

Es kann vielleicht erstaunen, dass die Christrose wesentliche Nachreifungsprozesse anregen kann, aber nach meinen eigenen und auch fremden Erfahrungen scheint sie eine wesentliche Rolle in der Überwindung dieser »Epidemie« zu haben. Wir haben bereits gesehen, dass eine Art herabgedämpftes Bewusstsein zu den charakteristischen Zügen für einen Einsatz der Christrose gehört. Betrachten wir hierzu zwei Fallbeispiele.

Fallbeispiel *Ein neunjähriger Junge mit ADHS-Syndrom: Das Kind zeigte sich schon bei der ärztlichen Aufnahme extrem unruhig und unkonzentriert. Es vermochte kaum auf einem Stuhl sitzen zu bleiben und redete ständig über die unterschiedlichsten Themen schnell und flüchtig. Die Eltern berichteten, dass sie an ihrem Sohn schier »verrückt« werden würden. Weder zu Hause noch in der Schule vermochte er sich längere Zeit zu konzentrieren, war ruhelos vom Morgen bis zum Abend. Als Ursache seines jetzigen Zustandes sehen die Eltern die hormonelle Behandlung eines Hodenhochstandes im Alter von drei Jahren.*

Anfänglich verabreichte homöopathische Arzneien erbrachten über die ersten Monate der Therapie keinerlei Besserung. Nach Helleborus D4 3-mal täglich 5 Globuli WALA® war bereits nach einer Woche eine erhebliche Besserung zu verzeichnen. Bei den weiteren vierteljährlichen Kontrollen blieb das Kind stabil und unauffällig und war nun nach Aussagen der Eltern »normal« geworden.

Beim Hodenhochstand handelt es sich um eine physische Entwicklungsstörung des Jungen. Doch auch ohne diese Indikation konnte ich selbst in vielen Fällen von ADS und ADHS eine wesentliche Besserung und auch Heilung mit der Gabe von Helleborus D6 oder auch D12 erzielen. In manchen Fällen bedarf es noch ergänzend einer Therapie mit der anthroposophischen Komposition Aurum/Stibium/Hyoscyamus der Firma WALA®. Beide Medikamente stellen in meinen Augen eine Art Basistherapie des ADS und des ADHS dar.

Fallbeispiel *Ein fünfjähriger Bub mit der Diagnose ADHS: Er war aus einem osteuropäischen Waisenhaus in seine neue Familie gekommen. Ab seinem dritten Lebensjahr wurde er zum Schrecken der Kindergärtnerinnen und verursachte Schlafstörungen bei seiner Mutter. Keine Minute blieb er auf seinem Platz. Immerzu ließ er sich von den kleinsten Dingen ablenken und wirbelte durch Raum und Zeit. Vorerkrankungen* *waren nicht bekannt. Der Appetit war wechselnd. Anfängliche Versuche mit unterschiedlichen homöopathischen und anthroposophischen Heilmitteln blieben ohne Erfolg. Erst auf Helleborus niger folgte schlagartige Besserung des enorm unruhigen Kindes, das in den letzten drei Jahren nicht zu bändigen war. Nach einigen Wochen ließ die Wirkung aber nach. Mit dem parallelen Ansetzen von Aurum/Stibium/Hyoscyamus WALA® ist nunmehr eine wesentliche Besserung ersichtlich, die nach wie vor anhält.*

Die Erziehungspraxis, die Anforderungen in der Schule und der Eltern für die heute geborenen Kinder können »schockartig« wirken und die Kinder überfordern. Das moderne Nachreifungsprozesse anregende »Studentenfutter« Christrose hilft ihnen dennoch, in der Gesellschaft klar zu kommen und den »Durchblick« zu erlangen. Helleborus ist übrigens auch ein wichtiges Mittel bei Prüfungsangst.

Basistherapie ADS/ADHS (für Wochen bis Monate bei Besserung)
1. Helleborus niger D12 1-mal täglich 5 Globuli
2. Aurum/Stibium/Hyoscyamus WALA® 1- bis 3-mal täglich 5 Globuli

Neurologische Tics

In eine ähnliche Richtung nervlicher Überforderung geht die Hilfe durch die Christrose bei neurologischen Erkrankung wie Tics und Grimassieren.

Fallbeispiel *Die Wiener Ärztin Margit Bernhard berichtet »von einem achteinhalbjährigen Jungen, der ständig mit den Augen zwinkert, die Nase rümpft und Grimassen schneidet. Bei der klinischen Untersuchung findet sich starker Mundgeruch. Der Junge hatte sich von einer schweren Grippe nicht erholt. In der Vergangenheit war ein Scharlach nie ganz herausgekommen. Der Junge ist ein stilles Kind, spielt sich nie in den Vordergrund, war immer ein Einzelgänger, hat immer alleine in einer Ecke gespielt. Grundsätzlich ein guter Schüler, dennoch gibt es Ärger, weil er immer wieder Heft, Federmäppchen oder die Hausaufgabe vergisst. An-*

dererseits ist er sehr hartnäckig, wenn er seinen Willen nicht durchzusetzen vermag, wird er zornig und wirft mit Gegenständen nach seinen Widersachern. Auch sei er ein Heimwehkind. Zuletzt fällt der Mutter bei der Anamnese auch noch auf, dass Thomas ungeschickt ist. Er hat Probleme mit der Koordination und dem Gleichgewicht. Die Mutter führt dies auf ein Geburtstrauma zurück; es gab einen Knoten in der Nabelschnur, und Thomas hatte keine Herztöne mehr.« Frau Bernhard verordnete Helleborus LM3 1-mal täglich als Kügelchen. Zwei Wochen später war die Nase frei, die Energie gut. Der Bub schnitt keine Grimassen mehr. Auch in den folgenden Jahren hilft ihm immer wieder die Christrose. Interessanterweise hilft sie auch gegen Durchfall am Nachmittag und Aphten- und Fieberbläschen.

Die meisten Erkrankungen der Kinder, bei denen die Christrose heute eingesetzt werden kann, sind eher chronischer Natur. Vor hundert Jahren war das noch ganz anders – entsprechend schreibt der bekannte amerikanische Homöopath James Taylor Kent:

»Helleborus ist besonders bei Krankheiten der Kinder zwischen dem zweiten und zehnten Lebensjahr indiziert. Charakteristisch sind die starre Rückenlage und das vor sich hin Starren mit halb geschlossenen Augen. Automatische Bewegungen mit Armen und Beinen. Helleborus-Patienten haben oft fixe Ideen, sie reden sich ein sterben zu müssen, sind aber ohne Todesfurcht. Auch wenn der Patient noch vernünftig denken kann, versagt jeder Versuch ihn zu trösten, er würde das Leiden nur verschlimmern. Typisch sind heftige Hinterkopfschmerzen, dumpfes Gefühl und Benommenheit im Hinterkopf. Nackenmuskeln kontrahiert. Der Patient hat graue Flecken an den Nasenlöchern und den Augenwinkeln und sieht aus als läge er im Sterben. Urinverhaltung. Traumatischer Tetanus.«

Der österreichische Arzt Gerald Schütz konnte sich diese Erfahrungen bei einem kleinen dreijährigen Buben in der Behandlung zunutze machen.

••• **Fallbeispiel** *Dieser hatte plötzlich sehr schnell hochgefiebert auf 40 Grad und war mit dem Verdacht auf eine akute Meningitis ins Krankenhaus gekommen und dort körperlich und seelisch verfallen. Er wurde somnolent und konnte nicht mehr sprechen. Hinzu traten Lähmungserscheinungen als sogenannte Tetraparese, das heißt, alle vier Gliedmaßen konnten nicht mehr bewegt werden. Im MRT zeigten sich Hinweise für*

> *eine akute demyelinisierende Enzephalomyelitis mit Beherdung im Gehirn und Rückenmark. Auf eine erste homöopathische Arznei zeigte sich keine wesentliche Besserung. Auf die Gabe von Helleborus niger C200 wurde noch am gleichen Tag die Wachheit besser. Mit jeder weiteren Gabe von Helleborus niger verliefen die Heilungsschritte »unglaublich schnell«. Bereits nach etwas mehr als zwei Wochen vermochte er die Beine zu bewegen, nach zwei Monaten war er neurologisch gänzlich unauffällig.*

Insgesamt hilft die Christrose bereits in der Kindheit und Jugend bei sehr vielen tiefen Krisen, die teilweise lebensbedrohend werden können. Sie ist definitiv eine Art Krisenberater und hilft schnell über die schwersten Hürden hinweg. Ihre besondere Qualität erhält sie als »Nachreifungsmittel«, aber auch bei vielen Erkrankungen, die vor allem sprachliche Auffälligkeiten zeigen oder infolge einer schweren Behinderung gar nicht erst zu sprechen vermögen. Ja, es ist dieser Mangel an Sprachkraft und Sprachfähigkeit, der durch die Christrose oft – und nicht nur nach einem Schlaganfall – behoben wird. Die Patienten finden ihre Sprache zurück.

Nephrotisches Syndrom

Eine meines Wissens bisher noch nicht bekannte homöopathische Indikation, die der anthroposophische Kinderarzt Georg Soldner neu entwickelt hat, ist die Behandlung einer schweren Nierenerkrankung, eines nephrotischen Syndroms, mit der Christrose.

Georg Soldner schreibt: »Neu seitens des Verfassers entwickelt wurde die Indikation von Helleborus niger bei Nephrotischem Syndrom, insbesondere bei Minimal Change Glomerulonephritis (MC-GN). Allgemein fällt bei dem Nephrotischen Syndrom des Kindesalters bei MC-GN auf:

Leitsymptome sind

- Ödeme, zuerst Lidödeme, dann prätibial, später auch Ascitis;
- Gewichtszunahme, der Mensch entwickelt ein geschwollen-pflanzenähnliches Aussehen;
- schäumender Urin, Proteinurie (wie eine Saponinwirkung an falscher Stelle);
- Hypalbuminämie.

Die Erkrankung kann in der Regel durch Corticosteroide beeinflusst, in einem Drittel der Fälle durch einmalige Therapie zum Verschwinden gebracht werden (ein weiteres Drittel rezidiviert ein- oder mehrmals und ein weiteres Drittel droht eine Steroidabhängigkeit zu entwickeln). Corticosteroide als Nebennierenrindenhormone sind wesentlich mit dem morgendlichen Erwachen, mit dem Eingreifen des Astralleibs in den (nachts etwas pflanzenähnlich werdenden) physisch-ätherischen Leib verknüpft (fungieren auch als ›Stresshormone‹).

Ein erheblicher Teil der Fälle heilt durch die Pubertät aus, also durch ein verstärktes Eingreifen des Astralleibs im Urogenitaltrakt und das Einsetzen der Geschlechtsreife – man denke an die Funktion des Beta-Ecdysons bei der Metamorphose der Raupe in den Schmetterling.«

Von Schlüsselsubstanzen der Christrose

Georg Soldner berichtet in seiner Darstellung des nephrotischen Syndroms von Saponinen und Beta-Ecdyson. Tatsächlich kann es lehrreich sein, die entsprechenden wichtigen Inhaltsstoffe einer Pflanze zu kennen. Dabei ist es ein schwieriges Unternehmen, eine Pflanze nur als ein Gemisch von untergeordneten Wirksubstanzen zu sehen, denn letztlich ist der Gesamtextrakt mehr als die bloße Wirkung eines Stoffs. Die enthaltenen Substanzen können durchaus Auskunft über die Wirkrichtung der Pflanze geben. Da der Christrose bisher ein vergleichsweise geringes Forschungsinteresse gegolten hat, werden in Zukunft sicherlich weitere Inhaltsstoffe gefunden werden können.

Steroidsaponine, die Schleimhautreiniger

Saponine sind Substanzen, die an den Grenzflächen zwischen Wässrigem und Luftigem die Schaumbildung induzieren. Sie haben also ihren Schwerpunkt im Bereich der Grenzflächen des Körpers. Steroidsaponinen wird eine schleimhautreizende Eigenschaft zugesprochen und sollen auch antitumorale, gegen den Tumor gerichtete Eigenschaften tragen.

Saponine – auch als Seifenstoffe bezeichnet – sind eine besonders interessante Wirkstoffgruppe. Diese Seifenstoffe haben – wie die Seife – die Eigenschaft, haltbare Schäume zu bilden. Das können sie, weil sie – ebenfalls wie Seife – einen Einfluss auf die Oberflächenspannung haben. So kommt es, dass Seifenstoffe drei typische Wirkungen haben: Da sie die Oberflächenspannung von Schleimen und Sekreten heruntersetzen, wirken sie schleimverflüssigend und auswurffördernd. Typische Seifenstoffdrogen, die bei Husten eingesetzt werden, sind Efeu, Primelwurzel und Süßholz. Wenn man getrocknete Primelwurzel in einem Schraubglas mit kochendem Wasser übergießt, etwas ziehen lässt und dann das Glas kräftig schüttelt, kann man mit eigenen Augen die Schaumbildung sehen.

Der zweite Effekt: Da Seifenstoffe die Oberflächenspannung heruntersetzen, führt ihre Verwendung dazu, dass andere Wirkstoffe besser aufgenommen werden. Drittens schließlich wirken Seifenstoffe wachstumshemmend auf Mikroorganismen, insbesondere auf Pilze.

Beta-Ecdyson: Die Kraft des Spinats

Beta-Ecdyson, die von manchen Experten der Christrose als Schlüsselsubstanz gesehen wird, ist in den letzten Jahren in ihrer Bedeutung für die Gesundheit zunehmend erkannt worden. Sie gehört zu den Steroidhormonen, die in Insekten und in zirka fünf bis sechs Prozent der Pflanzen vorkommen. Bei den Insekten und Krustentieren aktiviert Beta-Ecdyson die Metamorphose und verwandelt damit das erdgebundene dumpfe Wesen der Raupe in einen den Luftraum beherrschenden Schmetterling. Die Verwandlung vom Festen ins Luftige ist hier das Prinzip. Bei den Pflanzen sollen sie eine Antifraß-Bedeutung im Bereich der Wurzel besitzen. Interessanterweise sind die Konzentrationen im Pflanzenreich erheblich höher als im Tierreich. Im Sommer und bei intensiver Lichtexposition fallen die höchsten Konzentrationen an. Beträchtliche Mengen finden sich im Spinat. Aus dieser Pflanze wird es häufig für Dopingzwecke extrahiert. Seit vielen Jahren findet es zur Leistungssteigerung bei Sportlern Verwendung. Zahlreiche Hinweise auf positive funktionelle anabole Wirkungen auf den menschlichen Organismus konnten gefunden werden, ohne dass mit schädlichen Nebenwirkungen wie bei Cortison und anderen Steroiden zu rechnen ist. Die positiven, den Organismus kräftigenden Wirkungen zeigen sich im gesamten Stoffwechsel und betreffen sowohl die Kohlenhydrate als auch die Fette und das Eiweiß.

Organisch ist die Wirkung nicht nur auf die Leber und den Muskel beschränkt, sondern im Nervengewebe nachweisbar. Beta-Ecdysteron kann die endogene Biosynthese von Neurotransmittern verbessern und als neuroprotektive Substanz das Absterben von Nervenzellen reduzieren.

Beta-Ecdyson stimuliert im Muskel sowohl die langsamen als auch die schnellen Muskelfasern. Der Zugewinn an Kraft und Muskelmasse bleibt im Gegensatz zu anderen Anabolika vergleichsweise gering. Eine Überdosierung ist daher fast gänzlich auszuschließen. Es erhöht die Muskelmasse und reduziert das vorhandene Körperfett. Der Kohlenhydratspiegel wird positiv verändert und der Blutzuckerspiegel gesenkt. In gleicher Weise zeigte sich im Tierexperiment eine Senkung des Cholesterinspiegels um bis zu dreißig Prozent. Zahlreiche Forschungsarbeiten beschäftigen sich mit dem Einfluss von Ecdyson auf das Immunsystem. Ähnlich wie Cortison entfaltet es eine anti-inflammatorische Wirkung, senkt also die Entzündung. Beta-Ecdyson werden genschützende Wirkungen zugewiesen.

Ecdyson ähnelt in seiner Struktur dem Vitamin D und verfügt über ähnliche Effekte. Das ist insofern interessant, als in den letzten Jahren das Brustkrebsrisiko durch Vitamin D herabgesenkt werden konnte, Vitamin D also eine ganz entscheidende Rolle im Krebsgeschehen spielt. Beta-Ecdyson verbessert die Gesundung der Leber nach einer Lebervergiftung. Insgesamt gesehen sind die Eigenschaften von Beta-Ecdyson beeindruckend. Fast hat man den Eindruck von einem Allheilmittel, da auch positive Eigenschaften hinsichtlich Nieren-, Herz- und Lungenfunktion wie auch auf das Herz-Kreislaufsystem, die Wundheilung, die Knochenheilung und sogar die Haut nachweisbar sind.

Es verwundert daher nicht, dass in einem wichtigen Krebsheilmittel, den Taxanen, die (früher) aus den Eiben gewonnen wurden, erheblich Mengen an Beta-Ecdyson gefunden werden konnten.

Schlagwortartig zusammengefasst, verhilft es den Insekten bei der Häutung und uns Menschen in der Reorganisation und Aufbau unserer Körperlichkeit, wenn diese in ihrer Integrität wie beim Krebsgeschehen bedroht wird.

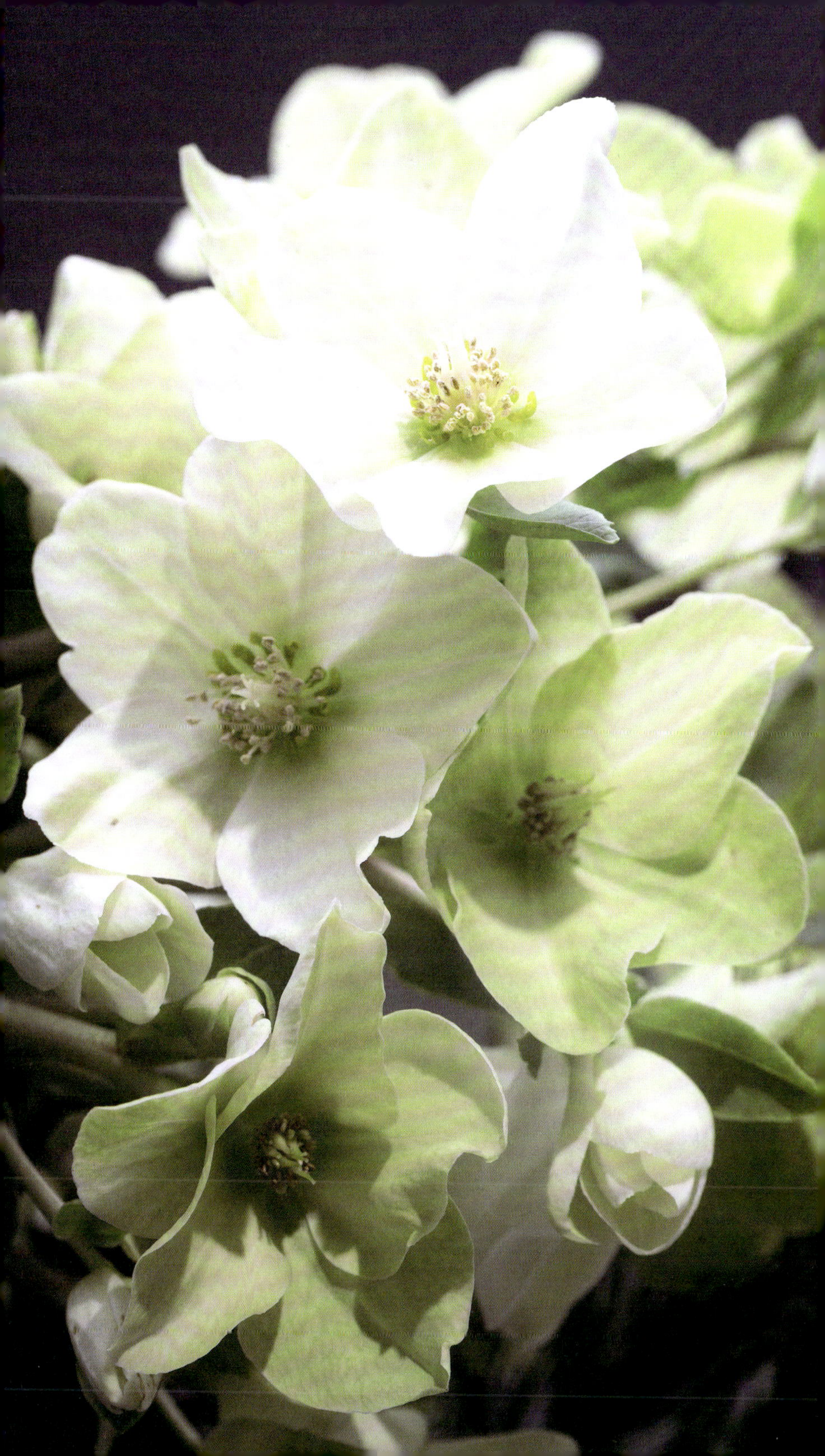

Psychiatrie und religiöse Manien

Das Blümelein so kleine,
das duftet uns so süß,
mit seinem hellen Scheine
vertreibt's die Finsternis:
Wahr' Mensch und wahrer Gott,
hilft uns aus allem Leide,
rettet von Sünd und Tod.

In diesem bekannten Weihnachtslied findet sich der tiefe religiöse Bezug. Lonicerus hatte im Mittelalter beobachtet, dass unter der Christrose »böse Gedanken« sich verlieren, und schon bei den Griechen ist viel von der Bedeutung der Christrose in der Behandlung von Wahnsinnigen die Rede. »In der Antike wurde diese letztere Verwendungsart sprichwörtlich: Die Empfehlung, Helleborus einzunehmen oder nach Antikyra zu reisen, war, wie Textstellen bei Plautus und Lucian belegen, nicht besonders freundlich gemeint. Horaz rät in seinen Satiren, gegen die größte Verrücktheit im römischen Reich, dem weit verbreiteten Geiz, die gesamte Dosis an Nieswurz zu verabreichen, die sich um Antikyra finden lässt. Der literarische Topos der »Kur des Melampus«, die aus einem Purgationsmittel von Milch und einem Nieswurzelextrakt bestand, wurde gegen Rinderwahn, der auch Menschen befallen kann, seit dem 4. Jahrhundert v. Chr. mehrfach beschrieben. Ebenso soll Herakles vom Wahnsinn mittels Helleborus geheilt worden sein.«[3]

Gleichgültigkeit, Benommenheit, Apathie

Samuel Hahnemann sieht diese Indikationen zwar mehr mit der Weißen Nieswurz (*Veratrum album*) verbunden, jedoch scheint die Schwarze Nieswurz durchaus im psychiatrischen Bereich eine große Rolle spielen zu können, die es letztlich noch weiter zu erforschen gilt und vermutlich zu erstaunlichen Heilungen oder Besserungen in der Psychiatrie führen könnte. Paracelsus weist darauf hin, dass der Christrose eine wichtige Stellung in der Behandlung von Wahnsinnigen nach dem 50. Lebensjahr zukäme, zuvor hingegen der Weißen Nieswurz der Vorzug gegeben werden sollte. Tatsächlich hat sich in der Homöo-

[3] Text unter http://www.bibliothek.uni-regensburg.de/christrose, »Es blüht eine Rose zur Weihnachtszeit. Die sagenumwobene Christrose in historischen Darstellungen.«

pathie die Christrose in der Behandlung von »Wahnsinnigen« bewährt. Bei dem bereits erwähnten amerikanischen Homöopathen James Taylor Kent wird dieses in die folgenden Worte gekleidet:

»Helleborus ist ein passives Mittel. Es passt nach wilden Delirien, wenn ein Zustand von Benommenheit eingetreten ist. Er starrt seinen nächsten Angehörigen an, braucht lange Zeit, bis er eine Antwort geben kann, oder antwortet gar nicht. Betäubung, die an Bewusstlosigkeit grenzt. Der Einfluss des Geistes auf den Körper ist gemindert. Der Patient kann keinen Gedanken fassen, er erweckt den Eindruck eines Halbidioten. Der Patient kann nicht denken. Er antwortet nur auf Fragen, wenn er dazu gezwungen wird, und dann spricht er von Geistern oder er sieht den Teufel. Er sieht bei seinen Visionen Dinge, von denen er einmal gelesen oder gemalt gesehen hat. Der Patient redet sich ein, er habe sich durch Sünde die göttliche Gnade verscherzt. Wie bei Aurum bildet er sich ein, Schlechtes getan und unverzeihliche Sünden begangen zu haben.«

Diese Thematik kann in der Psychiatrie häufiger eine Rolle spielen, wie sich in den folgenden Darstellungen ergibt.

Drogenmissbrauch

Der homöopathische Arzt S. Fayeton berichtet über einen Achtundzwanzigjährigen, der über Jahre Drogen (LSD) zu sich genommen hat.

Fallbeispiel *Dieser suchte den Arzt auf, weil er sich nicht daran gewöhnen konnte, Vater geworden zu sein. Zu keinem Zeitpunkt habe er ein Kind gewollt. Nun fühle er nichts für dieses Kind, seine Existenz rühre ihn nicht. Darauf schickte er Mutter und Kind ohne jegliche Unterstützung fort und klagte über schreckliche Angstzustände mit unerträglichen finsteren Gedanken. Wie in einem Albtraum und wie ein Automat sah er sich. Er sei die Gleichgültigkeit schlechthin – exakt wie nach dem Absetzen der Drogen. Zunächst lebte er in totaler Regression bei seiner Mutter, fühlte sich verloren, abgeschnitten vom ewigen Leben, geradezu verdammt, und er glaubte, Gott strafe ihn mit dieser Gleichgültigkeit.*

Auf die Gabe einer sehr hohen Potenz C50 000 von Helleborus niger ging es ihm besser. Er blieb weiter ohne Drogen, holte seine Frau und sein Kind zu sich. Interessanterweise erlitt er zwei Jahre später eine Gonalgie, eine schmerzhafte Kniegelenkserkrankung. Wir werden später sehen, dass auch das Kapitel Knie zum Heilschatz der Christrose gehört. Sieben Jahre später hat er mit seiner Frau zusammen ein zweites Kind. Fayeton schließt nach einem letzten Treffen mit den Worten: »Es könnte keinen zärtlicheren Vater geben.«

Nach Drogen kommt es geradezu regelmäßig zu einer Gleichgültigkeit und Apathie, die in der Christrose ein Heilmittel findet. In unserem Zeitalter von Ecstasy und anderen schweren das Gehirn schädigenden Drogen kann das eine eminent wichtige Rolle spielen.

Ähnlich tiefe Erschütterungen – »wie aus einer inneren Hölle« – erlebte die Patientin des Berner Homöopathen Beat Spring. Es handelt sich um eine dreiunddreißigjährige Frau, die von ihrem Mann, der an Schizophrenie leidet, geschieden worden ist.

Fallbeispiel *Sie konnte nur stockend berichten, hatte Angst, keine Gewalt mehr über sich. Sie sei willenlos, gequält von wirren zwanghaften selbstzerstörerischen Gedanken. Ihr sei alles egal. Sie sei wie seelenlos oder tot in einem Panzer eingeschlossen. Sie möchte nur noch Finsternis um sich herum, kein Sonnenlicht. Sie ziehe sich von den Menschen zurück und doch ertrage sie das Alleinsein nicht. Sie verstand das Gelesene kaum noch und wäre am liebsten wieder ein kleines Kind, das an die Hand genommen wird. Dumpf starrte sie vor sich hin, selbst dem Arzt angstmachend. Sie schien Mühe zu haben, präsent zu sein und rang um jedes Wort. Verzweiflung, Agonie und Leere standen im Vordergrund, sie befand sich in einem präpsychotischen Zustand.*

Ihr wurde Helleborus niger in einer hohen Potenz (XM) verabreicht. Daraufhin kam es nach einigen Tagen zu Heulanfällen. Sie rief ihre Freundin an, um sich von dieser helfen zu lassen. Erstmals empfand sie wieder Leichtigkeit und Freiheit und begann sich selbst und die Umwelt neu zu spüren. Ihre Gedanken vermochte sie wieder zu ordnen, befreit von dem Zwang, immer dasselbe zu denken. Auch in den weiteren Monaten hielt ihre Besserung an. Im Rückblick empfindet sie ihre Krise wie einen »absoluten Horror, wie psychischen Selbstmord«. Nebenbefundlich ist ihre langjährige Bulimie verschwunden. Sie habe ein Gefühl, von tief innen und weit her geheilt zu werden. Ein total anderes Lebensgefühl habe sich eingestellt, vorher habe sie wie zweigleisig gelebt durch die Ängste, »die ich nie ausdrücken konnte und den Kampf gegen sie«. Helleborus habe ihr geholfen aus ihrer »inneren Hölle«.

Religiöse Konflikte

Fallbeispiel *In meine Praxis kam ein sechzigjähriger Patient, der einen Schlaganfall erlitten hatte. Davon konnte er sich einigermaßen erholen, jedoch blieben eine Halbseitenschwäche rechts und eine Sprachstörung (Dysarthrie) zurück. Auch zeigten sich Schluckstörungen und eine Apraxie. Darunter versteht man die Unfähigkeit, gedanklich erfasste Aufträge motorisch umzusetzen. Weiterhin fanden sich ein Gesichtsfeldausfall mit nur geringem Restsehvermögen und eine wiederholte Neigung zu Entzündungen der Prostata. Ein Jahr vor dem Schlaganfall hatte er auf Ostermontag einen ersten Herzinfarkt erlitten, den zweiten Herzinfarkt im gleichen Jahr am Nikolaustag. Nach dem ersten Herzinfarkt war eine Herzoperation notwendig geworden. Als er kurze Zeit später das christliche Kreuz vor sich im Zimmer gesehen hatte, fühlte er sich dem Herrgott sehr nahe.*

Zu seiner Biografie befragt, zeigten sich viele schwere Kämpfe von Kindheit an gegen eine falsche christliche Moral. Schon von den Eltern sei er unterdrückt worden und sollte in ein klösterliches Internat. Später – er war mittlerweile im Ehrenamt Diakon geworden – kämpfte er gegen Priester und seine katholische Kirche. Es ging ihm um ein ehrliches wahres Christentum und eine Kirche, die auch seine Tätigkeiten anerkennen sollte und dieses nicht tat. Immer wieder fühlte er sich durch seinen Pfarrer verletzt, falsch behandelt und nicht gesehen. Er selbst war von cholerischem aufbrausendem Temperament bei pyknischer Gestalt.

Anfänglich therapierte ich ihn mit den Schlangengiften und der Arnica, wodurch sich die Symptomatik im Bereich der Lähmungen und der Sprache besserte. Dennoch kam es immer wieder zu Fieberzuständen durch eine chronische Prostataentzündung. Daraufhin spritzte ich nun regelmäßig die Christrose in der D12 von Helixor® 1- bis 2-mal pro Woche. Durch diese Maßnahme gestützt, vermochte er nun deutliche Fortschritte zu erzielen. Gefühlsstörungen im Gesichtsbereich bildeten sich zurück, die Orthografie und das Rechnen wurden sehr viel besser gerade unter dieser Therapie und selbst eine leichte Vorwölbung des Auges erfuhr eine Rückbildung. Der anfängliche Schwindel bildete sich komplett zurück. Diese Veränderungen waren bereits innerhalb von wenigen Wochen zu verspüren – und fast elfeinhalb Jahre nach seinem Schlaganfall fühlt er sich wesentlich gebessert. Zwar hat das Schimpfen auf seine Kirche nachgelassen, aber in meinen Augen noch nicht das gewünschte Maß an Toleranz erreicht. Immerhin berichtet seine Frau, er würde nun deutlich weniger fluchen.

Psychosen

Christof Schnürer zeigt sich von den geradezu »unheimlichen« Wirkungen der Christrose im psychosomatischen Bereich begeistert, kann aber auch eine Wirksamkeit bei psychiatrischen Grunderkrankungen attestieren.

> ••• **Fallbeispiel** *Er berichtet von einer Patientin, die er über vierzehn Jahre mit der Hauptdiagnose paranoid halluzinatorische Psychose behandelt hat. Sie war mit einer Vielzahl von weiteren Erkrankungen behaftet wie Panikattacken, Asthma und einer Schilddrüsenentzündung, reagierte aber mit Unverträglichkeit und Ablehnung auf jegliche Form von Psychopharmaka. Parallel zeigte sie sich hochsensibel und hellfühlend. Als Auslöser der Psychosen gab sie Überlastung und technischen Lärm an. Auf die Gabe von Helleborus niger D12 Helixor® intravenös reagierte sie prompt und vermochte dabei die Wirkung mit folgenden Worten zu beschreiben: »ordnend, seelische Abwehr gestärkt, ausgeglichen, das Zentrum, die Mitte gekräftigt«. Diese Wirkung erstaunte umso mehr, als auch der neurasthenische Typus so gar nicht zur typischen Christrosenkonstitution passen wollte.*

Schädel-Hirn-Trauma

Das Schockierende eines Schädel-Hirn-Traumas ist uns durch den Unfall von Michael Schumacher mehr als deutlich geworden. Genau in diesen Fällen eines schweren Schockereignisses im Schädel-Hirn-Bereich hat die Christrose ihren Platz. Immer, wenn sich dem Menschen »Entwicklungshemmnisse« in den Weg legen, die er nicht selbstständig zu überwinden vermag, ist an die Christrose zu denken. In unserer Klinik hat sie sich – teilweise geradezu real in »wunderbarer Weise« – bei Schädel-Hirn-Traumatisierten in der D30 (Liquorzirkulationsstörungen) zusammen mit Arnica D12 (Blutung) und Natrium sulfuricum D6 bewährt. Man kann diese Mischung real als eine wichtige Schädel-Hirn-Mischung für schwersttraumatisierte Patienten verstehen.

Schädel-Hirn-Trauma (Therapie in der Regel für 1–6 Wochen)	
Helleborus niger D30	1-mal pro Woche 5 Globuli oder subcutan
Arnica D12	1-mal täglich 5 Globuli
Natrium sulfuricum D6	3-mal täglich 5 Globuli

Bestätigende Hinweise für die Bedeutung der Christrose in der Traumatologie finden sich bei dem Homöopathen Mateau:

»Helleborus ist eines der Hauptmittel bei traumatischer Gehirnerschütterung. Es ist angezeigt, wenn der Patient auch nach Arnika-Gaben noch benommen, schläfrig und geistesabwesend ist.

- Stupor und Gleichgültigkeit bis hin zu Bewusstlosigkeit und Koma. Geistesabwesender Gesichtsausdruck; der Patient kann langsam antworten, fällt aber danach wieder in Stupor zurück. Völlige Lähmung mit dem für Zustände der Dezerebration, Hirnödem oder Hydrozephalus typischen Schrei (cri encéphalique).
- Geistesabwesender Gesichtsausdruck, weit geöffnete Augen, starrer, aber ausdrucksloser Blick; die Pupillen reagieren nicht auf Licht, sind erweitert (Mydriasis) oder abwechselnd verengt und erweitert.
- Soporöser Schlaf mit plötzlichen Schreien und ruckartigen Bewegungen. Automatische Bewegungen eines Armes oder Beines. Automatische Kaubewegungen. Automatische Bewegungen der Hände; beißt sich in die Lippen; zupft am Bettzeug oder an seiner Kleidung herum oder steckt sich während des Komas den Finger in die Nase. Schluckt gierig kaltes Wasser und beißt auf den Löffel, trotz Bewusstlosigkeit.
- Vergräbt den Kopf im Kissen, reißt den Kopf von einer Seite zur anderen und schlägt dabei auf sich ein.
- Krämpfe bei erkaltetem Körper (außer dem Kopf).
- Gehirnödem mit Ausbleiben der Harnproduktion (Anurie); Durchfall während der akuten Phase des Hydrozephalus.«

Der Homöopath Reckeweg ergänzt, dass auch bei Hungerstreik und Mutismus (hartnäckiges Stillschweigen) die Christrose in den Blick kommen sollte. Sie ist also die große Pflanze, die den Menschen wieder an seine Entwicklung nach einem Trauma, das einen sprachlos hinterlässt, anbindet.

Fallbeispiel *Betrachtet sei dazu ein Junge, der heute acht Jahre alt ist. Vor drei Jahren besuchte er mit seinem Vater ein Autorennen. Unglücklicherweise konnte ein Auto im Zieleinlauf nicht rechtzeitig bremsen und erfasste den kleinen Jungen. Trotz sofortiger Reanimation und dem schnellen Einsatz des Rettungshubschraubers erlitt er eine sehr schwere Hirnkontusion mit Ausbildung einer Tetraparese bei Hirndrucksymptomatik. Das komplette Atemzentrum war zerstört, sodass er auch nicht mehr selbstständig zu atmen vermochte. Er bedurfte einer immerwährenden künstlichen Beatmung und einer 24-Stunden-Pflege. Durch viele Monate der Rehabilitation konnte es aber erreicht werden, dass er seinen elektrischen Rollstuhl selbstständig zu fahren vermochte. Die Ernährung erfolgte über Sonden. Auf die anfänglich zwei Jahre später gegebenen Gaben von Arnica wurde er wacher und es waren kleine weitere Fortschritte in der Motorik der Gliedmaßen zu finden. Aber erst auf Helleborus niger Helixor® D60 und Apis regina comp. WALA®, ein homöopathisiertes Stammhirnpräparat vom biologisch dynamischen Rind, 1-mal pro Woche traute er sich alsbald langsam am Tag ohne Sauerstoffgerät zu atmen, was inzwischen für drei bis vier Stunden am Tag möglich geworden ist. Auch zeigte sich die Sprache, die anfänglich eher einem Lufthauch glich, deutlich gebessert. In den ersten Klassen der Schule kommt er inzwischen gut mit. Kurzum, es kam zu einer unerwarteten Besserung, die infolge der kompletten Zerstörung des Atemzentrums nicht zu erwarten war.*

Traumatische Epilepsie

Fallbeispiel *Astrid Süßmuth berichtet von einem vierjährigen Jungen, der ein halbes Jahr nach einem schweren Treppensturz mit Gehirnerschütterung sich wiederholende Krampfattacken in Verbindung mit Halluzinationen zeigte. Während der Anfälle stieß der Junge schrille, gellende Schreie aus, während er danach mit gerunzelter Stirn mehrfach von einem Froschchor erzählte. Der neurologische Befund war unauffällig, die Mutter berichtete jedoch, dass das Kind nachts den Kopf in sein Kissen boh-*

ren und die Fäustchen seitlich an die Schläfen pressen würde. Die Anfälle waren stets in Ruhephasen aufgetreten, wenn das Kind zuvor Kälte ausgesetzt gewesen war. Frau Süßmuth verordnete als Schädel-Hirn-Mischung Arnica D4, Hypericum D4 und Helleborus D6. Bereits nach einer Woche schlief das Kind ruhiger, drei Monate nach Therapiebeginn trat kein weiterer Anfall mehr auf.

Gynäkologie

Weniger aus den Arzneimittelprüfungen Hahnemanns als aus der alten Erfahrung der Griechen und vor allem auch Paracelsus kommt der Hinweis, dass sich die Christrose besonders zur »Reinigung des Unterleibes« eignet. Darunter sind schwere seelische Ereignisse zu verstehen, die dann zu funktionellen Veränderungen der Periode oder auch zu (seelischen) Verletzungen des Unterleibes wie nach Abtreibungen oder Totgeburten führen. In der homöopathischen Literatur ist viel davon die Rede, dass nach Ausbleiben der Menstruation – vor allem durch traumatische Erlebnisse und in der Folge zu bemerkenden Wesensveränderungen – eine Therapie mit der Christrose hilfreich sei.

Durch die in den letzten Jahren erfahrene neue Offenheit gegenüber traumatischen sexuellen Erfahrungen kommen heute auch die Schattenseiten des Priesterberufs, des Pädagogen, des Psychologen und auch des Arztes »zur Sprache«, und erst die sprachliche Verbalisierung vermag diese Wunden, die oft in die frühe Kindheit reichen, zu heilen. Genau diesen Punkt hat eindrücklich die homöopathische Frauenärztin Ortrud Lindemann dargestellt und die zentrale Bedeutung der Christrose bei den Folgen eines Missbrauchs betont.

Fallbeispiel *Lindemann berichtet von einer Patientin, die sich in den Wehen befand, der Muttermund sich aber kaum öffnete und erst durch Helleborus niger in homöopathischer Potenz eine schnelle Wendung eintrat. Nach der Geburt ihres Kindes kam es zu einer Wochenbettdepression, die sich wiederum nach einer Gabe von Helleborus besserte.*

Am achten Tag nach der Entbindung wurde eine akute Gebärmutterentzündung mit hohem Fieber diagnostiziert. Die Patientin schrie schrill und berichtete von einem Traum, in dem sie in einem Zugabteil von einem fremden Mann zu sexuellen Handlungen (mit dem Mund) gezwungen worden war. Bei der Aufarbeitung dieses Traums wurde deutlich, dass sie als Kind eine ähnliche Maßnahme im engeren Familienkreis erleben musste, aber dahingehend bedroht wurde, dass sie getötet würde, wenn sie auch nur irgendetwas davon ihren Eltern verlauten ließe. Die aktuelle Krise bei der Eröffnung ihres Muttermundes zur Geburt hin und das belastende Trauma ihrer Kindheit stehen also in einem sehr direkten Verhältnis zueinander. Beide Male wollte sie »stumm« bleiben, ihren Mund nicht öffnen.

In den Jahren nach der nunmehr vorgenommenen Behandlung mit der Christrose konnte die Patientin eine glückliche Familie aufbauen und ihre traumatischen Belastungen aus der Kindheit fast gänzlich abbauen.

Doch auch bei anderen Erkrankungen, die ihre eigentliche Ursache in einem traumatischen Erlebnis des Unterleibes findet, kann die Christrose von Bedeutung sein.

Fallbeispiel *Betrachtet sei dazu eine fünfunddreißigjährige Patientin mit einer multiplen Sklerose vom chronisch-schleichenden Verlauf mit Gangstörungen. Sie vermochte nur noch mit viel Mühe einige hundert Meter zu laufen, klagte über steten Schwindel und Gleichgewichtsprobleme. Die übliche schulmedizinische Therapie lehnte sie ab. Die eigentlich bei den meisten MS-Patienten mit Rückenmarksbeherdung erfolgversprechende Therapie mit einem Organpräparat des Rückenmarks (Medulla spinalis WALA® D6 und der Arnica als Arnica planta tota D6 über dem Rücken als Mischspritze subcutan gequaddelt) erbrachte nur kleine Verbesserungen. Erst als ich erfuhr, dass die multiple Sklerose einige Monate nach einem Schwangerschaftsabbruch erstmalig erschien, griff ich zur Christrose und quaddelte nun Helleborus niger D12 Helixor®. Bereits direkt beim Verlassen der Praxis fühlte sie sich wohler und konnte besser laufen. Bis heute sind es immer wieder in langen Abständen gegebene Injektionen der Christrose, die ihr ein Wohlergehen psychisch wie physisch ermöglichen und die Gehstrecke deutlich erweitern.*

Auswahl von drei wichtigen Arzneimitteln bei Folgen von sexuellem Missbrauch:

Helleborus niger D6–D60	Erleichtert die Fähigkeit über den Missbrauch überhaupt zu reden und emotional zu bewältigen
Mandelmistel Abnobaviscum® amygdali D10–D30	Physischer und seelischer Missbrauch, der in späteren Jahren bis hin zu Karzinomen oder zu Autoimmunerkrankungen führen kann, vor allem bei feinfühligen Künstlernaturen
Natrium chloratum D6–D200	Bei seelischer Erstarrung nach einem Missbrauch, verweilt bei dem Ereignis, kommt gedanklich und emotional nicht davon los

Gelenkerkrankungen

Bei Paracelsus und bei Hippokrates finden wir den deutlichen Hinweis, dass die Christrose sich zur Therapie von chronischen Gelenkerkrankungen eignet. Auch in der Hahnemannschen Arzneimittelprüfung treten entsprechende Symptome auf. Vor allem gichtartige Erscheinungen scheinen zu profitieren. Nun ist bei letzterer Indikation durch die Erfahrungen der anthroposophischen Medizin in der Regel eher der Alraune (*Mandragora officinalis*) der Vorzug zu geben. Bei schweren Gelenkerkrankungen, etwa rheumatoide Arthritis, Polymyalgie oder auch Fibromyalgie, kann jedoch die Christrose ebenfalls eine Empfehlung sein. Wichtigster Hinweis für den Einsatz der Christrose scheint hier wieder zu sein, dass den Ereignissen ein schweres emotionales Erlebnis vorausgegangen ist, das die Patienten »sprachlos« hinterlassen hat.

••• **Fallbeispiel** *Bei der siebzigjährigen Patientin waren bereits im Alter von zehn Jahren nach einer Scharlacherkrankung Herzprobleme und Gliederschmerzen aufgetreten. In der Mitte ihrer vierziger Jahre kam es erneut zu Gelenk-Muskelschmerzen, die als Polymyalgia rheumatica gesichert wurden. Diese wird seither mit Cortison und einer Immuntherapie behandelt. Gleichwohl zeigen sich immer wieder akute Schübe – interessanterweise stets um Weihnachten herum –, teilweise mit Herzbeteiligung und auch Pleuraergüssen.*

Sie kam in die Praxis, als es wieder in allen Gelenken schmerzte, insbesondere im Kniegelenk, das zu Ergüssen neigt. Die Arme konnte sie kaum anheben. Es stach und zog in allen Gelenken, und mit den Händen vermochte sie kaum noch zu greifen. Nachts weinte sie in ihren Träumen. Irgendeine Familienproblematik schien sie zu belasten, aber dazu wollte sie nichts sagen, blieb stumm.

Zunächst konnten nur leichte Verbesserungen unter einer Behandlung mit einer Lindenmistel erzielt werden. Immerhin konnte das Immuntherapeutikum abgesetzt werden bei Beibehaltung von Cortison in einer geringen Basisdosierung. Das rechte Kniegelenk neigte nun vermehrt zu Schwellungen und einer Ergussbildung. Da erinnerte ich mich an die Christrose und injizierte diese in die Nähe des Kniegelenks. Schon am nächsten Tag verspürte sie mehr Kraft, sie konnte besser laufen, der Erguss bildete sich langsam zurück. In den weiteren Monaten unter Helleborus niger D6 als Globuli und bei Bedarf hatte sie wieder ein gutes Lebensgefühl, obgleich die Schmerzen noch zu siebzig Prozent da waren. Bei ihrem letzten Anruf einige Monate später kam sie gerade von einer Bergtour zurück, die sie so in den letzten Jahren nie geschafft hätte. Erst jetzt war sie auch bereit über den Schmerz zu reden, den ihr die außerehelichen Eskapaden ihres Ehemannes zugefügt haben.

••• **Fallbeispiel** *Ähnliche Erfolge zeigen sich bei einem fünfundfünfzigjährigen kräftigen und schweigsamen Patienten mit schweren HWS-BWS-Verspannungen mit Depressionen und einer seit einigen Jahren bestehenden Polymyalgie. Über die letzten zwei Jahre hatte er zahlreiche Arzneien und auch eine anthroposophische Schmerzbehandlung von mir bekommen – ohne aber eine zentrale Besserung zu erfahren. Der ganze Oberkörper schmerzte stetig. Vorausgegangen waren zwei zentrale Lebenseinschnitte: Er sieht seine erste Frau sterben und muss hilflos dabei stehen. Wenige Jahre später erlebt er mit, wie seine neue Lebensgefährtin bei einem Unfall stirbt. Eine anfängliche Behandlung mit unterschiedlichen*

Arzneien der Schulmedizin und auch der Homöopathie erbrachte nur wenig Linderung. Erst auf zwei Injektionen mit Helleborus niger D12 Helixor® erfuhr er bereits nach wenigen Tagen eine wesentliche Reduktion der Schmerzen. Der Kopf wurde klarer, er konnte besser denken. »Das alte Glücksgefühl ist wieder da ... « Und er konnte über sein Trauma reden! Die Besserung hält über die weiteren Jahre an.

Fallbeispiel *Christof Schnürer berichtet von einer zweiundfünfzigjährigen Patientin mit der Diagnose Fibromyalgie, die bereits infolge der Schwere der Erkrankung berentet worden war. Neben der Grunderkrankung bestehen unter anderem unruhige Beine, eine erhebliche Gewichtszunahme auf fast 150 Kilo, Atemwegsbeschwerden, Schlaflosigkeit, ein unerfüllter Kinderwunsch und Mobbing im Beruf sowie eine depressive Stimmungslage. Sie wurde mit zahlreichen Medikamenten behandelt, unter anderem Antidepressiva, Neuroleptika und auch Opiaten. »Auffallend ist eine Vielzahl von Krankheiten und Symptomen und viele vorangegangene, teils eingreifende Diagnose- und Therapieverfahren, die systemkonform von einer ebensolchen Vielzahl von Spezialisten behandelt wurden: in einem Geflecht von gesundheitlichen Störungen, die zwischen seelischen und körperlichen Beeinträchtigungen und deren Folgen hin und her oszillieren, ist kaum noch zu entscheiden, was primäres Problem und was Nach- und Nebenwirkungen diagnostischer und therapeutischer Maßnahmen sind.«*

Die Frau erhielt die Christrose in unterschiedlichen Dosierungen D6 bis D30 gespritzt. Binnen weniger Monate konnten daraufhin – bei Rückgang sämtlicher Beschwerden und vorsichtiger Reduzierung der übrigen Medikamente und trotz Absetzung der Psychotherapie – eine wesentliche Verbesserung erzielt werden, die nach wie vor anhält.

Geriatrie

Nun sind wir über die zahlreichen Falldarstellungen zunehmend der Kindheit entflohen und dem Alter nahe gerückt. Bisher konnte dargestellt werden, dass die Christrose in der Kindheit und auch im Bereich der Traumatologie/Orthopädie und selbst der Psychiatrie sich durchaus bewährt hat und ihr Einsatz dort regelmäßig geprüft werden sollte.

Es sind die »Aussätzigen« unserer Zeit, die Behinderten, die Epileptiker, die unruhigen Kinder, die Traumatisierten, die der Christrose bedürfen. Es sind die Randgestalten und Randzeiten der Gesellschaft, für welche die Christrose sehr wichtig ist. Diese Randzeit ist für den heutigen Menschen – oft angstbesetzt – zunehmend das hohe Alter. Die Bedeutung dieses Lebensabschnitts ist erst seit ein, zwei Jahrzehnten als eigenständige Qualität ins allgemeine Bewusstsein gerückt, wird aber häufig negativ mit Demenz assoziiert.

Dabei gleichen die Lebensalter in ihren Qualitäten doch erstaunlich präzise dem Jahresgang der Natur. Im Frühjahr das wilde und ungestüme Wachstum der Kindheit und Jugend, dann die sonnigen Tage des Familienglücks, gefolgt vom langsamen und ruhigen Reifen bis zu den ersten Todestagen in den Novemberwochen mit den entsprechenden Festen Totensonntag und Allerheiligen, Allerseelen. Alter

Die Legende von der Christrose

1908 schrieb die Nobelpreisträgerin Selma Lagerlöf ihre berühmte »Legende von der Christrose«. Es ist wohl die bekannteste und schönste Erzählung zur Christrose und zeigt die verwandelnde Fähigkeit der Christrose, ausgegrenzte Bereiche des Menschen und der Natur wieder zu integrieren. Die unglaubliche integrative Kraft der Christrose bekommt hier das ihr zustehende schönste literarische Denkmal.

Selma Lagerlöf schildert darin die Begegnung des wohlerzogenen und christlichen Abtes Johannes, der auf seinen von den Klosterwänden geschützten Lustgarten außerordentlich stolz ist, mit einer in dieses Paradies eingedrungenen Räubermutter, die als Ausgestoßene der Gesellschaft mit ihren Kindern im dunklen Göinger Wald wohnt.

Bei dieser Begegnung erzählt sie dem Abt von einem Garten im Göinger Wald, der in jeder Christnacht festlich sich ausschmückt, um so die Geburtsstunde des Heilands zu feiern. Dieser Garten sei viel schöner als alle Gärten dieser Welt. Auf sein drängendes Bitten hin gewährt nun die Räubermutter dem Abt Johannes den Wunsch, mit ihr zur Christnacht in den Räuberwald kommen zu dürfen, um diesen besonderen Garten und die Auferstehung der Natur an diesem Ort zu besichtigen. Als Gegenleistung will sich der Abt beim Erzbischof für die Räubermutter und ihre Kinder einsetzen, um einen Gnadenerlass zu erwirken.

allgemein ist Herbstzeit, das Reifen aber erst macht, ob man gute oder weniger gute Frucht bringt. Wer dann auch noch durch den Herbst des Lebens geschritten ist, der sieht sich heute in der vierten Jahreszeit angekommen, dem Greisenalter, der Winterzeit.

Die sozialen Beziehungen, der Ehepartner oder die Ehepartnerin – alles stirbt, und übrig bleibt ein einsamer Mensch, allein und verlassen. Die Beschäftigung mit dem Geist, die Pflege eines meditativen und religiösen Lebensstils, das ergibt sich hier als positive Aufgabe dieses vierten Lebensabschnitts und wird von den meisten Senioren so auch gelebt.

Die Christrose kann uns für dieses Glück im späten Alter Vorbild sein. Wie wir bei der Betrachtung der Botanik der Christrose noch sehen werden, sind die wesentlichen Organe der Christrosenblüte schon im Herbst angelegt. Die Pflanze verzögert aber bis Januar,

Der Erzbischof knüpfte jedoch eine Bedingung an die Erfüllung dieses Wunsches: »An welchem Tage immer du mir eine Blume aus dem Weihnachtsgarten des Göinger Waldes schickst, will ich dir einen Freibrief für alle Friedlosen geben, für die du bitten magst.«

Zu der besagten Zeit klopft die Räubermutter wieder an die Tore des Klosters und nimmt den Abt mit in den Wald. Er sieht zur Christnacht den Garten in seiner ganzen Pracht erblühen und darin auch eine ganz besondere Blume, die er dem Erzbischof versprochen hat. Diese kann er noch pflücken – und bleibt dann tot auf der Schneedecke liegen.

Ein Laienbruder findet in seiner Hand ein paar weiße Wurzelknollen und pflanzt diese auf sein Grab. Doch weder im Frühjahr noch im Sommer erblüht die Blume. Im Winter zur Weihnachtszeit ging er aber in des Abtes Garten, um seiner zu gedenken und wurde der Blume mit den silberweißen Blüten gewahr. »Man hat sie Christrose genannt; und jedes Jahr lässt sie ihre schneeweißen Blüten und ihre grünen Stängel um die Weihnachtszeit aus dem Erdreich sprießen, als könnte sie nie und nimmer vergessen, dass sie einmal in dem großen Weihnachtslustgarten gestanden hat.« Die Räuberfamilie bekam aber den Freibrief des Erzbischofs: »Fortab sollst du mit deinen Kindern im Weihnachtsstroh spielen, und das Christfest unter Menschen feiern, wie es der Wunsch des Abtes Johannes war.«

Februar, März des folgenden Jahres das Aufblühen, schafft so Blühkraft noch bis ins tiefe Greisenalter hinein. Das ist die Idee, die bereits Paracelsus formuliert hat: Verbesserung der Fähigkeit, bis ins hohe Alter hinein zu blühen!

Wie bei den Kindern, kann es gerade im Alter zu Reifungsstörungen und Reifungskrisen kommen, die aber nunmehr starke physische und weniger psychische Symptome tragen – und wieder ist da die Christrose zur Stelle.

Wie keine andere Pflanze trägt sie fast alle Symptome der zentralen Alterskrankheiten in sich:

- *Demenz*, weil die Christrose die wichtigsten Zeichen der Demenz zu beeinflussen vermag: Verlangsamung und Erstarrung des Denkens und die Abschwächung der Sinne und der Sprachfähigkeit.
- *Morbus Parkinson*, weil die Christrose die Erstarrung der Seele (Amimie) und auch der Bewegungen (Akinesie) sowie das Zittern (Tremor) der Extremitäten zu regulieren vermag.
- *Schlaganfall*, weil (und wie schon bei Paracelsus beschrieben) sehr viele Erscheinungen, die ein Schlaganfall mit sich bringt, wie die Sprachstörungen, die Lähmungen, die Störungen beim Urinieren, Behandlungsindikationen für die Christrose darstellen.
- *Depression*, die häufig all diese Alterserkrankungen begleitet. Eine echte Hilfe ist hier die Christrose, weil das tief traurige Wesen, die mangelnde Fähigkeit zu sprechen und auch die Schlaflosigkeit typische Eigenschaften der Christrose sind.
- *Krebs*: Diese Indikation ist neu und wird uns bei Betrachtung der anthroposophischen Medizin noch erstaunen, dass sie ein Basismittel auch dieser Erkrankung darstellt.

Letztlich ist sie wirksam bei all den Erkrankungen und in den Zeiten, wo es an Licht und Hoffnung fehlt inmitten einer quälenden seelischen oder auch physischen Dunkelheit. Sie steht für das innerliche Weihnachtsfest in winterlicher Umgebung.

Der Schlaganfall

Beginnen will ich mit dem Bild des Schlaganfalls. Zur Therapie des apoplektischen Insultes, wie der Schlaganfall auch genannt wird, scheint es bis heute keine überzeugende Ergänzung aus dem Bereich der integrativen Medizin zu geben. Durch die wissenschaftlichen Forschungen an unserer Klinik (der Alexander von Humboldt-Klinik in Bad Steben) konnten wir jedoch ein Therapieprogramm aufbauen, das die Maßnahmen der Schulmedizin in der Regel in einer äußerst fruchtbaren Weise ergänzt.

In den letzten fünfzehn Jahren vermochten wir zu zeigen, dass sich eine klinisch bedeutsame Verbesserung nach einem Schlaganfall ergibt, wenn vor allem die Schlangengifte sowie drei zentrale pflanzliche Heilmittel (Tabak, Arnica, Helleborus) in homöopathischer Dosierung eingesetzt werden.

Das Therapiekonzept ist einfach und bewährt sich. Die Ratio der Schlangengifte ist schnell zu begreifen, da alle Schlangengifte in den Bereich der Gerinnungskaskade eingreifen, und als Gerinnungsstörung wird nun einmal in moderner Sicht der Schlaganfall gesehen.

Da die mangelnde Sauerstoffversorgung das zentrale Problem fast aller Schlaganfälle darstellt und zu einer Ischämie, einer Mangelversorgung des Gehirns mit Sauerstoff führt, ist der homöopathische Einsatz von *Tabacum* ebenfalls begreiflich. Ungefähr ein Drittel aller apoplektischen Ereignisse werden mit einem Nikotinabusus in Verbindung gebracht. Nikotin führt zur Arteriosklerose und zu einer Hypoxie des Gehirns sowie einer allgemeinen Voralterung. In den späteren Stadien ist eine erhebliche Abmagerung (Kachexie) des Patienten zu finden. Die Anwendung von *Nicotiana tabacum* kann in homöopathischer Dosierung in Einzelfällen zu erstaunlichen Erfolgen führen. *Nicotiana* wird zunehmend weniger als Genussgift, sondern als Heilmittel interessant. Kurzum, bei den Stichworten hypoxischer Hirnschaden, Zerebralsklerose, Asthenie, Kachexie kann an den ergänzenden Einsatz von *Nicotiana tabacum* gedacht werden.

Der Apoplex lässt sich auch als akutes inneres physisches Trauma verstehen. Dieses ist die klassische Indikation für die Arnikatherapie. Aus der homöopathischen Erfahrung ist Arnika vor allem beim athletischen Typus mit rotem Bluthochdruck und einer Krankheitsagnosie (mangelnde Krankheitseinsicht) erfolgreich. Speziell beim Vorliegen eines solchen Typus ist der ergänzende Einsatz von Arnika sinnvoll. Sie ist auch die wichtigste Heilpflanze, wenn der Schlaganfall durch eine innere Hirnblutung bedingt war, was aber heute nur bei 10–20 Prozent der Fälle zu finden ist.

Etwas schwieriger ist die Indikation für den Einsatz von Helleborus zu erklären. Bereits bei den alten Griechen und Paracelsus ist der klare Hinweis gegeben, dass Helleborus abfließend auf zu viel Flüssigkeit einwirkt und die Urinproduktion (Diurese) steigert. Im Gehirn gibt es diesen Flüssigkeitshaushalt auch, und zwar als Hirnwasser. Durch die Forschungen und Anwendung der Osteopathie ist die zentrale Bedeutung der Atmung des Liquors, des Hirnwassers, evident geworden. Hirnwasser und Venenblut sind jedoch abhängig von der Atmung. Hingegen ist die arterielle Durchblutung davon unabhängig. Der anthroposophische Arzt Armin Husemann schreibt: »Im Schreck ergreift ein Bewusstseinseinschlag vom Sinnes-Nerven-System aus unvermittelt die Blutbewegung. Das Venenblut steht still, das Gehirnwasser erstarrt kurz wie zu einem durchsichtigen Kristall.« Jeder akute Schlaganfall ist eben auch ein Schockereignis und lässt das Hirnwasser nicht unbeeinflusst. Die durchsichtige Kristallwerdung ist ein »Winter-Schnee-Werden« im Kopf – und da ist sie wieder, die Indikation für die Christrose. Die Christrose hebt die kopfbetonte Erstarrung nach einem Schlaganfall auf.

••• **Fallbeispiel** *Eine siebzigjährige Patientin von kräftiger Konstitution erlitt vor einem halben Jahr einen sehr großen Hirninfarkt, der sich über die gesamte linke Seite des Gehirns ausdehnte; dies führte zu einer spastisch betonten Halbseitenlähmung, einer Sprachstörung und zu regelmäßigen epileptischen Anfällen. Parallel zu ihrer Erkrankung war sie sehr depressiv geworden.*

Die Patientin wurde zunächst nach dem oben stehenden Schlaganfallkonzept mit den Schlangengiften Naja comp. Weleda® und der Arnika in homöopathischer Dosierung behandelt. Hierunter ergaben sich leichte Fortschritte besonders in der Funktion von Arm und Bein. Sprache, Ausdrucksfähigkeit und die Depressivität verbesserten sich aber erst ein halbes Jahr später, nachdem ich auf die Christrose Helleborus niger Helixor® D12 2-mal pro Woche umgestellt hatte. Auch vermag sie seither wieder frei zu laufen, kann ihrer Hausarbeit nachgehen. Parallel treten in der Folge seit Jahren fast keine epileptischen Krämpfe mehr auf.

Fallbeispiel *In die Klinik kam ein zweiundsiebzigjähriger Patient, der eine spontane Hirnblutung im rechten Seitenventrikel erlitten hat und sich seither auffallend verlangsamt zeigt. Bei Fragen musste auf die Antwort oft eine halbe Minute – wenn überhaupt eine Antwort kam – gewartet werden. Deutliche demenzielle Zeichen. Es bestand Laufunfähigkeit. Seit Jahren besteht ein M. Parkinson. Aus der Anamnese ist zu erfahren, dass er zu den seltenen Patienten gehört, die ein Glioblastom (bösartiger Hirntumor) überlebt hatten. Dieses gelang vor zwölf Jahren mit Hilfe einer Chemotherapie und Bestrahlung sowie einer immunbiologischen Hyperthermiebehandlung. Natürlich lässt sich bei einem so schwer betroffenen Patienten nicht allein mit Injektionen ein Fortschritt erreichen. Es bedarf grundlegend der Krankengymnastik, der Ergotherapie und auch der Logopädie sowie der geduldigen Pflege. Ergänzend wurde in seinem Falle Helleborus niger D30 lediglich einmal pro Woche als Injektion angesetzt. Dennoch gelang es erstaunlich schnell, ihn zu mobilisieren, und innerhalb von drei Wochen vermochte er eine kleine Strecke mit etwas Hilfe zu laufen.*

Die erfreulichste Entwicklung zeigte sich in der Logopädie. Er war alsbald in der Lage, ganze Sätze gut zu formulieren und sich sehr gewählt auszudrücken. Konzentrationskraft und Wachheit haben sich deutlich gebessert. Bedenkt man den Eingangszustand bei voller Bettlägrigkeit und nahezu Sprechunfähigkeit, ist ein erstaunlicher Verlauf zu konstatieren.

Fallbeispiel *Bei einem Sechsundsiebzigjährigen war es zu einem plötzlichen massiven Erbrechen gekommen mit Bewusstlosigkeit und Ausbildung einer motorischen Unsicherheit ohne sichtliche Lähmungen. In den bildgebenden Verfahren fand sich eine große Blutung im Kleinhirn mit Einbruch in den IV. Ventrikel. Notfallmäßige Ausräumung des Hämatoms. Bei Aufnahme in der Klinik war der Patient als Folge der erheblichen Eingriffe in einem deutlich geschwächten Allgemeinzustand vorzufinden. Er war ansprechbar, zeigte aber nur teilweise ein adäquates Antworten. Zu Ort, Zeit und Situation war er nicht orientiert. Zudem: automatische Bewegungen der Extremitäten und Neigung zu einem stetigen Aufdecken; Hodenschwellung rechts und Ekzem der Analfalte und im Bereich der Leiste.*

Anfänglich musste er noch intensivmedizinisch betreut werden, erneut bildete sich eine Bronchopneumonie aus. Bei den urologischen Kontrollen fand sich eine Nebenhodenentzündung (Epididymitis) mit vollständiger Auflösung des Hodengewebes. Eine operative Versorgung lehnten die An-

gehörigen ab. Im weiteren Verlauf unter Arnika D30 und besonders nach Helleborus D12 zeigte sich Rückläufigkeit der Pneumonie und langsame Abschwellung, später Verhärtung des Hodens. Im Rollator wurden mehrere hundert Meter unter Stützung durch einen Therapeuten möglich. Die anfängliche Halbseitenschwäche links bestand bei Entlassung fast nicht mehr.

Fallbeispiel *Fünfundsechzigjähriger Patient mit der Diagnose einer halbseitigen armbetonten schlaffen Lähmung und Fazialisparese nach Schlaganfall und komplettem Fehlen der Wahrnehmung für die linke Seite (Neglect).*

Der korpulente Patient hatte einen großen ausgedehnten Mediainfarkt erlitten und war über die Dauer von sechs Wochen mit nur geringem Erfolg in einer neurologischen Klinik behandelt worden. Er blieb fast gänzlich bettlägrig und vermochte nur angedeutet das linke Bein zu bewegen. Unverändert: die bestehende Fazialisparese und komplette Lähmung des Beins. Der Neglect für die linke Seite hatte sich allerdings schon verbessert. Von der verlegenden Klinik wurde der Ehefrau schonend beigebracht, dass ihr Ehemann komplett bettlägrig bleiben würde. Nach Verlegung in unsere Klinik erfolgten für die Dauer von sechs Wochen zweimal pro Woche Injektionen von Naja comp. Weleda® und Arnika D20 WALA®.

Die Rumpfaufrichtung wurde im Laufe der Zeit deutlich besser. Er vermochte zuletzt am Handlauf zu laufen. Die Wahrnehmung der linken Seite verbesserte sich zunehmend, zudem erste aktive Bewegungen des linken Arms. Aufgrund dieser Verbesserungen wurde ich gebeten, den Patienten in den nächsten Jahren hausärztlich weiter zu behandeln. Bereits in der Klinik klagte er immer wieder über massive Schmerzen in der linken Schulter oder auch dem rechten Kniegelenk, das teilweise plötzlich anschwoll. Kaum entlassen, waren diese Symptome auch im häuslichen Bereich zu finden. Auch stellte sich nun eine schwere depressive Störung mit Selbstmordgedanken ein. Die Nächte wurden zur Qual durch den steten Harndrang, sodass er kaum zu schlafen vermochte.

Als erneut an einem Tage die plötzliche Schwellung im Kniegelenk eintrat, erinnerte ich mich an die doch so beeindruckenden Fähigkeiten der Christrose als abschwellendes Mittel bei Kniegelenksergüssen. Auch die depressive Stimmung und der stete Harndrang zeigen die Christrose an. Darauf erfolgte die subcutane Injektion von Helleborus niger D6 WALA® in die Blasengegend. Schon am Tage drauf erkannte ich den Patienten nicht wieder. Er strahlte mich zufrieden aus dem Rollstuhl heraus an und freute sich an der guten Nachtruhe und der deutlichen Ver-

besserung in der Motivation. Keinerlei Schmerzen mehr, sodass auch die herkömmlichen Schmerzmittel in den nächsten Wochen komplett abgesetzt werden konnten.

Was die Griechen die Reinigung des unteren Menschen nannten, das ist oft nach einem Apoplex notwendig: Wiedergewinnung der Kräfte im »unteren« Menschen. Eigentlich ist es klar, dass nach einem apoplektischen Geschehen der untere Mensch sehr leicht der bewussten Kontrolle entgleitet und damit gehofft werden kann, dass die Christrose in diesen Fällen für eine deutliche Verbesserung von Vigilanz und Depressivität steht. Paracelsus hat einfach Recht gehabt. Kaum eine andere Pflanze außer der Arnika und dem Tabak vermag so viel Gutes für die Patienten nach einem Schlaganfall zu leisten.

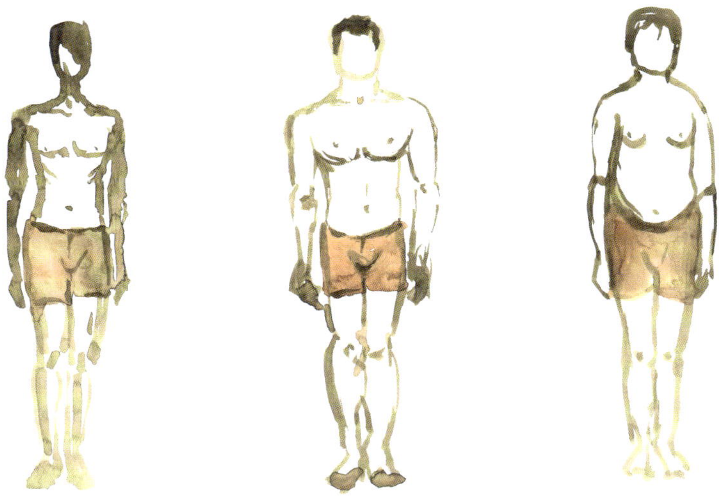

Die anthroposophische Medizin unterscheidet Sinnes-Nerven-System (verbunden mit dem Denken), rhythmisches System (Fühlen) und Stoffwechsel-Gliedmaßen-System (Wollen). Bei vielen Menschen dominiert ein System über die beiden anderen, was sich bis in die Physiognomie hinein zeigt. Dies ist bei Arzneiwahl und Dosierung zu berücksichtigen.

Schlaganfallgrundkonzept für 6 Wochen (bei Besserung auch länger) unter ärztlicher Kontrolle	
Naja comp. Weleda® 2- bis 3-mal pro Woche subcutan	Enthält die vier wesentlichen Schlangengifte (Lachesis, Crotalus, Naja und Vipera) in homöopathischer Dosierung und hilft bei der Verbesserung der Funktion der gelähmten Extremitäten, der Schluckstörung (Dysphagie) und Sprachstörung (Dysphasie)
Tabacum oder Nicotiana tabacum D12–D30 1-mal täglich 5 Globuli oder als Injektion	Schlaganfall bei Rauchern, bei hageren asthenischen und kachektischen Patienten mit zahlreichen Gefäßstörungen, verbessert die Durchblutung
Arnica D6–D30 1- bis 3-mal täglich 5 Globuli	Schlaganfall bei roten Hypertonikern, bei Schlaganfall durch Hirnblutung, bei mangelnder Krankheitseinsicht (Anosognosie), nach Unfällen
Helleborus niger D4–D30 1- bis 3-mal täglich als Globuli	Schlaganfall vor allem bei pyknischen kräftigen Patienten mit Sprachstörungen; Inkontinenz; Schlaganfall durch Hirntumoren- oder Metastasen; Multiinfarktdemenz

Demenz

Demenz, das allmähliche Vergessen im Alter, ist das Schreckgespenst des 21. Jahrhunderts, das keinen von uns unberührt lässt. Beim Begriff Alter denken die meisten Menschen schon an die (drohende) Demenz. Denn ist die Krankheit im Vollbild eingetreten, gibt es kaum noch Möglichkeiten, einzugreifen und den früheren geistigen Zustand wieder herzustellen. In der Demenz geht die Autonomie für die eigene Biografie verloren, verblasst das Gefühl für Raum und Zeit. Die Patienten entwickeln sich fast genau umgekehrt zu den ersten sieben Jahren der Kindheit zurück und werden am Ende des Weges wie Kleinkinder, ja nach angelegter Magensonde in den Endstadien gleich einem Embryo mit Nabelschnur.

An Ideen zu den Ursachen dieser Erkrankung fehlt es nicht, und die Wissenschaft weiß heute über zahlreiche fördernde und die Demenz hemmende Dinge zu sprechen. Doch von einem wirklichen Durchbruch in der medikamentösen Therapie kann kaum geredet werden. Medikamentöse konventionelle Therapien, die es derzeit gibt, behandeln nicht die eigentliche Erkrankung. Sie können bestenfalls den Verlauf verlangsamen und Symptome lindern. So ist das Thema »Demenz« vor allem mit dem Gefühl von Angst und Hilflosigkeit verbunden.

Demenzerkrankungen lassen sich, je nach Ursache, in verschiedene Gruppen einteilen.

Bei degenerativen Demenzen liegt der Abbau von Gehirngewebe der Erkrankung zugrunde. Die bekannteste Demenz dieses Typs ist der Morbus Alzheimer.

Demenzerkrankungen können aber auch durch Durchblutungsstörungen verursacht werden, deren Ursache wiederum eine krankhafte Veränderung der Arterien (Arteriosklerose) ist. Bei einer Arteriosklerose im Gehirn spricht man von einer Zerebralsklerose (*cerebrum* = Gehirn). Liegt eine Arteriosklerose im Gehirn vor, kommt es zu entzündlichen Veränderungen und Ablagerungen (Plaques) in den Blutgefäßen des Gehirns und einer nachfolgenden Verengung der Blutgefäße. Damit ist die Versorgung des Gehirns nicht mehr gewährleistet. Ursache für die Demenz ist also nicht der Abbau des Gewebes wie bei den degenerativen Formen, sondern die fehlerhafte Blutversorgung.

Für die Zerebralsklerose bestehen die gleichen Risikofaktoren wie für die Arteriosklerose der übrigen Blutgefäße: Rauchen, Bluthochdruck, erhöhte Blutfettwerte, Diabetes, Übergewicht und Bewegungsmangel. Die Zerebralsklerose kann einen Schlaganfall nach sich ziehen, aber auch eine generelle Beeinträchtigung der Gehirnleistung.

Eine Zerebralsklerose kann winzige, kaum merkbare Infarkte im Gehirn verursachen. Bei diesen Infarkten kommt es zu dem Verschluss eines arteriellen Blutgefäßes im Gehirn, der nachfolgende

Hirnbereich wird nicht mehr mit Sauerstoff versorgt. Im besten Fall ist der Verschluss vorübergehend, im schlimmsten Fall jedoch bleibt er bestehen, und das dahinter liegende Gehirngewebe geht zugrunde.

Die meisten Demenzen bestehen aus Mischbildern, und erstaunlich oft finden sich eine Herz- und/oder Nierenschwäche. Es sind vor allem diese Formen der Demenz, die einer Christrosentherapie zugänglich sind. Parallel bestehen oft (nächtliche) Unruhezustände, Gereiztheit, Heimweh, eine schwere depressive Verstimmung, Sprachstörungen. Wie immer bei einer Christrosentherapie sind mangelnde Wachheit der Patienten für die Umgebung und für den Bezug zu Raum und Zeit mit dabei. Die Patienten wirken nach einer Christrosentherapie oft wacher, interessierter, fröhlicher und können sich wieder besser im Raum und in der Zeit zurechtfinden. Der Pflegeaufwand reduziert sich. Ähnlich wie in der Behandlung der ADS/ADHS der Kinder kann oft die Gabe von Aurum/Stibium/Hyoscyamus WALA® eine gute Ergänzung sein.

Wieder sei die Behandlung dieser Erkrankung an Beispielen erklärt. Beginnen will ich mit einer »Vorbildpatientin«:

Fallbeispiel *Eine fünfundsiebzigjährige Frau, von eher kleinwüchsigem kräftigen Körperbau, war im häuslichen Bereich plötzlich ohnmächtig (epileptischer Anfall?) geworden. Im Krankenhaus zeigten sich zusätzlich Übelkeit und Erbrechen sowie wässrige Durchfälle. Infolge dieser akuten Erkrankungen drohten die Nieren zu versagen. Trotz der Verlegung auf die Intensivstation verschlechterte sich die Nierenfunktion weiter. Die Frau wurde schläfrig und war kaum noch ansprechbar. Zudem verschlechterte sich die Lungenatmung. Ausdruck von deren Schwäche war die Ausbildung von Lungenwasser. Im weiteren Verlauf entwickelte sie Fieber. Es konnten in der Blutkultur die gefürchteten MRSA-Keime nachgewiesen werden. Darunter versteht man Bakterien, die nicht auf eine antibiotische Therapie reagieren. Gleichwohl gelang eine leichte Besserung der Entzündungsreaktion von Lunge und Niere. Da aber keine Hoffnung mehr auf eine allgemeine grundlegende Änderung bestand, wurde die Patientin in ein Altenheim verlegt. Erst auf Drängen der Angehörigen kam es zur Verlegung in unsere Klinik. Nunmehr bestanden eine Verwirrtheit bei Gangunfähigkeit und eine starke allgemeine Schwäche und Verlangsamung. Eine demenzielle Entwicklung ist bereits seit einer Hirnblutung (Schlaganfall) vor zwanzig Jahren bemerkbar und war nun verstärkt ersichtlich.*

Gerade bei dieser Patientin lohnt es sich, sie mit den Augen und den Erfahrungen von Paracelsus zu betrachten. So finden sich hier all die Symptome wieder, die er für die Wahl der Christrose essenziell sieht:

- *Alter Schlaganfall*
- *Epileptischer Anfall*
- *Wassersucht (die Nierenstörung, das Lungenwasser)*
- *Demenz und Bewusstseinsstörungen*
- *Arthrose und Schwäche beim Laufen*
- *Typus: gedrungen und kräftig*

Da viele dieser Symptome auch in der Arzneiprüfung von Hahnemann enthalten sind, verabreichten wir als einzige neue Arznei Helleborus niger D12 der Firma Helixor® 3-mal pro Woche subcutan. Wir bemerkten ein erstaunlich schnelles und deutliches Aufklaren der Patientin. Sie wirkte schon nach wenigen Tagen sehr viel wacher, zugewandter, freundlicher – und selbst ein anfänglich beobachteter Tremor (Zittern) der rechten Hand, der seit Jahren bestanden hatte, verschwand. Die Demenz bildete sich komplett zurück, die Eigenaktivität nahm zu. Im Laufen wurde sie selbstständig, und die Nierenwerte normalisierten sich. Dies gelang nach drei Wochen der Therapie und hielt in der Wirkung – auch ohne weitere Christrosengaben – an. Strahlend und wach empfing sie mich zu einem Hausbesuch ein Jahr später.

Dieser Verlauf war verblüffend und ist so nur selten zu erreichen.

Die folgende Falldarstellung zeigt mehr eine »Standardbehandlung«, die sich in der Demenz häufig bewährt:

Fallbeispiel *In die Praxis kam eine achtundsiebzigjährige Patientin, die nach Angaben der Tochter seit einer Medikamentenumstellung vor drei Jahren zunehmend dement geworden sei. Vor allem die Herzmedikamente sind damals verändert worden. Sie war zu Zeit und Ort nicht mehr orientiert, klagte über stetes Heimweh und lief tagsüber wie zur Nacht unruhig im Haus herum und bekam wenig Schlaf. Selbst die eigenen Kinder und den Ehemann erkannte sie kaum noch. Bis zu ihrem fünfundsiebzigsten Lebensjahr sei sie vollkommen gesund gewesen und habe über keine Erkrankung zu klagen gehabt.*

Mit dem Verdacht, dass durch die Medikamentenveränderung die Hirndurchblutung gestört worden ist, verordnete ich Helleborus niger

D6 WALA® und Aurum/Stibium/Hyoscyamus, ließ aber die bisherige Herzmedikation anfänglich unverändert. Schon nach drei Wochen kam die Nachricht, die Mutter sei wacher geworden, fröhlicher und kenne sich schon wieder viel besser in Haus und Umgebung aus. Auch vermochte sie länger zu schlafen und sei insgesamt sehr viel ruhiger geworden. In den nächsten Monaten reduzierte ich die herkömmlichen Medikamente auf ein »gesundes Maß«. – Die Patientin bleibt weiter wacher, ihre geistigen Kräfte befinden sich nun auf deutlich besserem Niveau.

Auch von anderer Seite ist die Bedeutung der Christrose in der Demenzbehandlung bemerkt worden.

Fallbeispiel *Georg Soldner berichtet von einer neunundsiebzigjährigen Patientin, die bis zum Erkrankungsausbruch über ein ausgezeichnetes Gedächtnis verfügt hat und sich besonders auch unangenehme Dinge zu merken wusste. Kurz vor ihrer Erkrankung hat sie ein Buch über ihre Kindheit in ihrem Heimatbuch fertiggestellt, das aber mit ihrem siebzehnten Lebensjahr endet. Diese Patientin ist kräftig, vermeidet längere Wanderungen, liebt das Schwimmen und verliert nun binnen achtzehn Monaten ihr Kurzzeitgedächtnis, wird gleichgültig gegen Reinlichkeit und verliert die Kontrolle über Stuhl und Urin. Aus der Biografie ist zu erfahren, dass sie besonders unter ihrem patriarchalischen Vater gelitten hatte, der selbst ihre erste Liebe hintertrieb und zerstörte. Daraus resultierte eine tief ambivalente Beziehung zu ihrem späteren Ehemann. Fast hat man den Eindruck, dass sie sich an die folgende Zeit nach ihrem siebzehnten Lebensjahr nicht mehr erinnern wollte. Unter einer Therapie mit Helleborus niger D4 1-mal täglich 10 Tropfen sistierte in den nächsten zwei Jahren die weitere demenzielle Entwicklung.*

Bewährte Demenztherapie (Versuch für 2–6 Wochen)	
Helleborus niger e planta tota D12	1-mal täglich 5 Globuli
Aurum/Stibium/Hyoscyamus WALA®	3-mal täglich 5 Globuli

Morbus Parkinson

Der Morbus Parkinson stellt neben dem Schlaganfall und der Demenz die dritte »Kopfkrankheit« des Alters dar. Beschrieben wird sie heute als eine Degenerationserscheinung von Zellen in einem bestimmten Bereich der Gehirns (*Substantia nigra*), welche die Bewegungen des Körpers koordinieren. Diese Zellen produzieren Dopamin. Insofern kann man den Morbus Parkinson als eine Dopaminmangel-Erkrankung verstehen. Jedoch ist durch die Forschungen der letzten Jahre deutlich geworden, dass der Morbus Parkinson eine Systemerkrankung darstellt, da in den Vorstadien bereits häufig Nervengeflechte des vegetativen Nervensystems im Bauch degenerieren. Er lässt sich also als eine primäre Degeneration von vegetativen Nerven verstehen, die dann sekundär auch den Kopfbereich umfassen. Alle medikamentöse Therapie versucht hier ein neues Gleichgewicht im Verhältnis Sympathicus versus Parasympathicus herzustellen. Dopamin, Adrenalin und Noradrenalin stellen die Botenstoffe des sympathischen Nervensystems dar, die vor allem in der Niere (Nebenniere) ihren Wirkschwerpunkt haben. Wie sich bereits gezeigt hat, ist die Kräftigung der Niere eine der entscheidenden Funktionen der Christrose. Tatsächlich lässt sich auch praktisch bei akinetisch-rigiden Formen des Morbus Parkinson (steife, harte, nur sehr mühsame Bewegungen) oft eine deutliche Besserung in Verbindung mit einer Christrosentherapie finden. Die Behandlung von Parkinson-Patienten ist in der Regel komplex, sodass hier die Christrosentherapie nur ein Baustein unter anderen darstellt und in der Monotherapie allein mit der Christrose die Erfolge eher bescheiden ausfallen.

Depressionen und posttraumatische Belastungsstörungen

Ausführlich auf die Bedeutung der Christrose in der Therapie der Depressionen geht der bereits oft genannte Pulmologe Christof Schnürer ein. Überhaupt haben wir Christof Schnürer ganz entscheidende Impulse für die Ausarbeitung der Christrosenindikationen zu verdanken. Er benutzt in der Mehrzahl der Fälle die Christrose in der D12 von der Fa. Helixor® und setzt diese intravenös ein. Seinen Angaben zufolge ist die Wirkung in der Regel rasch, das heißt innerhalb von wenigen Stunden zu erleben. Bei neunzig Prozent seiner Fälle ist eine Wirkung im Sinne einer ausgleichenden, beruhigenden und stärkenden Seelenlage zu bemerken. Selten treten als Nebenwirkungen Müdigkeit oder auch kurzfristiger Schwindel ein. Die Christrose eignet sich besonders für die schweren, bisher therapieresistenten Fälle.

••• **Fallbeispiel** *In die Praxis von Christof Schnürer kam eine vierzigjährige Patientin, die unter einer posttraumatischen Belastungsstörung nach Missbrauch durch den Vater litt. Parallel bestand eine schwere Lungenerkrankung, eine Sarkoidose mit asthmatischer Beteiligung. Es existierten extreme Ängste, besonders vor ärztlichen Eingriffen, und eine allgemeine Gereiztheit sowie Erschöpfung. Die Wirkung auf die Christrose in der D12, 2-malig intravenös verabreicht, zeigte sich rasch. Der seelische Mittelpunkt war wieder gefunden, seither fühlt sie sich innerlich ausgeglichen. Parallel verbesserte sich die Grunderkrankung Sarkoidose erheblich, die Lungenfunktion zeigte normale Werte.*

Letzteres vielleicht, weil Schnürer für dieses Problem andere Arzneien der anthroposophischen Medizin injizierte. Ich selbst bin der Meinung, dass auch für die Sarkoidose die Christrose einen wichtigen Beitrag geleistet hat. Eine eigene Patientin mit Sarkoidose konnte nach wenigen Injektionen der Christrose ihre Lungenleistung binnen weniger Monate um über fünfzig Prozent steigern.

••• **Fallbeispiel** *Eine Depression kann bereits Kinder und Jugendliche betreffen, wie es der Salzburger Arzt Hans Ziller an dem Beispiel eines dreizehnjährigen Mädchens in der Pubertätskrise darstellt. »Ich schreie oft laut die Mutter zusammen, bin oft stur.« Sie verletzt alle mit ihrem Schreien, alle müssen sich ihrer Gewalt unterordnen. Sie leidet noch immer darunter, dass der Vater sie verlassen hat und zu seiner Freundin weggezogen ist. »Ich kann mich nicht konzentrieren, ich habe Angst vor dem Sterben, ich würde gerne selbstsicherer werden. Ich habe sehr, sehr viel Durst auf kaltes Wasser«, so das Mädchen.*

Sie bekam Helleborus C200, hierunter kam sie aus ihrer Hoffnungslosigkeit heraus. Ihre Angst, alles falsch zu machen, wurde viel geringer – und sie sagte: »Wenn ich Angst habe, weiß ich, dass ich Gefühle habe.« Sie schrieb ein Gedicht, ein typisches Christrosen-Gedicht: »Ich bin froh darüber, dass wir leben, aber ich bin nicht froh über die Art, wie wir leben. Wir sehen den Schmerz und die Angst um uns herum nicht. In unserem Jahrhundert können wir nicht einmal mit einander reden – nicht einmal das. Wir können nicht einmal zusammen reden.«

Fallbeispiel *In meine Praxis kam eine dreiundvierzigjährige Patientin, Krankenschwester von Beruf, verheiratet. Wegen schwerer Depressionen und Apathie wurde sie bereits in mehreren Kliniken behandelt, hatte aber nie Hilfe erfahren. Geprägt worden ist sie durch den steten Missbrauch durch den Vater, der zwischen ihrem sechsten und zehnten Lebensjahr regelmäßig stattfand. Die Eltern sind nunmehr geschieden, der Vater ist zum Alkoholiker geworden. Beinahe täglich kommunizierte sie mit ihm via Telefon, obgleich sie eigentlich nichts mehr mit ihm zu tun haben wollte. Psychologische Gespräche in der Gruppe und auch individuelle griffen seit Jahren nicht; sie wollte auch kaum sprechen.*

Ich injizierte lediglich einmalig Helleborus niger Helixor® D60 (Sonderanfertigung). Hierauf kam es binnen weniger Tage zu einer raschen Besserung. Bereits nach einer Woche konnte sie den Hörer auflegen und fühlte sich nicht mehr für das Wohl des Vaters verantwortlich. Sie vermochte mehr zu reden, es sprudelte geradezu aus ihr heraus. Es ging ihr richtig gut, plötzlich war alles so leicht. Sie fühlte sich ausgeglichen, viel ruhiger. Als erste Reaktion hatte sie am ersten Tag nach der Injektion geschwitzt wie verrückt. Danach trat Besserung ein. Sie redete mehr, wirkte erleichtert, fühlte sich nicht mehr so auf der Flucht. Diese eine Injektion hält nun in ihrer Wirkung seit vielen Monaten an!

Dosierung der Christrose bei Depressionen und Angstzuständen
(modifiziert nach Christof Schnürer)

Bevorzugte Potenz D12 intravenös oder subcutan	1-mal pro Woche bis 1-mal pro Monat je nach Wirkdauer
Bei unzureichender Wirkung D6 intravenös oder subcutan, eher Stoffwechseltypus	2- bis 3-mal pro Woche
Bei unzureichender Wirkung D20/D30: eher hagerer Typus oder Vollbild des homöopathischen Christrosentypus	Eher 1-mal pro Monat

Auf der Palliativstation

Wir kommen zu einem weiteren wirklichen Grenzbereich des Lebens. Es ist außerordentlich erfreulich, dass mehr und mehr Ärzte und Patienten die Möglichkeiten einer palliativen Therapie nutzen. Nicht mehr stehen hier an erster Stelle Apparate und zahllose Medikamente, sondern eine Art Einstimmung in die *Ars moriendi*, die »Kunst des Sterbens«. Wie es eine Geburtsstation gibt, so braucht es heute mehr denn je Hilfen bei der Kunst, den Übergang in eine geistige Welt zu begleiten. Viele Menschen haben an diesem Kulminationspunkt menschlicher Grenzerfahrung Angst und Furcht. Wieder kann hier die Christrosentherapie eine wichtige Helferin sein.

Meines Wissens als Erster hat der Salzburger Arzt Hans Ziller auf die Bedeutung der Christrose auf der Palliativstation aufmerksam gemacht.

Fallbeispiel *»Im Jänner 1997 wird Josef G., siebenundsechzig Jahre, wegen einer intrazerebralen Blutung operiert. Zwei Monate später tritt eine zunehmende Halbseitenschwäche links auf mit Hemianopsie. In der Kernspintomografie zeigt sich eine große inoperable tumoröse Infiltration mit zentraler Nekrose rechts okzipital. Verdacht auf Glioblastom. Anfang 1997 wird der Patient entlassen. Therapie: 16 mg Dexamethason und Magenschutz. Die Familie will, dass ich die Weiterbehandlung übernehme. Der Patient ist Sprachwissenschaftler, ein imponierend gescheiter Kopf, alles analytisch kritisch hinterfragend. Werde ich der Begegnung gewachsen sein? Im ersten Gespräch spüre ich hinter der scharfen Intelligenz die bedingungslose Aufrichtigkeit, die der Patient ausstrahlt und einfordert. Als Arznei gebe ich nur aufgrund der klinischen Erfahrung bei Hirnödem Helleborus C5. Das Kortikoid reduzieren wir langsam von 16 auf 2 mg täglich. Wegen der Halbseitenlähmung wird der Patient nur teilmobilisiert. Ich will eine Physiotherapeutin vermitteln. ›Keine Propagandaübung‹ ist sein lapidarer Kommentar. Es geht ihm um Wesentliches. Allmählich, auch über Gespräche mit der Gattin, erfahre ich, dass die mittelalterliche Ars moriendi dem Patienten intellektuell vertraut ist. War mir zu Beginn ein wenig bange vor der Begleitung, so freue ich mich jetzt auf die Hausbesuche. Die Offenheit der Gespräche, Josefs Unbestechlichkeit, die aufmerksame Betreuung durch die Gattin, die Besuche der Freunde: Ich darf erleben, wie ein Mensch darum ringt, diese Kunst des Sterbens aus der Enklave seines Intellektes zu entlassen und in seinem Leben zu verwirklichen. In voller Klarheit seines Bewusstseins, ohne Schmerzme-*

dikation, mit 1 mg Dexamethason und Helleborus C5 wird Josef Mitte Juli zunehmend schwächer. Auch seine drei Kinder sind jetzt alle um ihn. Erst am letzten Tag wird er somnolent. Als es zu Ende geht, sind wir alle um sein Bett versammelt. Die Angehörigen erzählen aus seinem Leben. Jetzt hat der Papa zu atmen aufgehört, sagt der jüngste Sohn. Unversehens haben wir einander die Hände gereicht. Die Gattin und der eine Sohn halten immer noch Josefs Hände. Für einen unverlierbaren Augenblick bilden wir einen Kreis. Es gibt keine Trennwand zwischen der Welt der Lebenden und der Toten. Heute weiß ich, dass Helleborus nicht nur Hirnödeme lindert, sondern auch hilft, die Welt der Polaritäten als Einheit wahrzunehmen. Keine Propagandaübung. Die kann sich die Christrose in der Winterkälte nicht leisten«, so Hans Ziller.

Grundlegende Medikamente für die Palliativstation

Helleborus niger D4–D12 1- bis 3-mal täglich in Infusion oder als Globuli	Quälende Ängste, Atemnot, Ödembildung
Aurum comp WALA® (eher bei kräftigem Typus) oder Olibanum comp. Weleda® (eher hagerer Typus) enthalten Gold, Weihrauch und Myrrhe in homöopathischer Dosierung 1- bis 3-mal täglich in Infusion oder als Globuli/Tropfen	Fördert den Übertritt; erleichtert das Lösen von der Leiblichkeit oder gibt auch noch einmal Kraft für weitere Monate zum Leben.

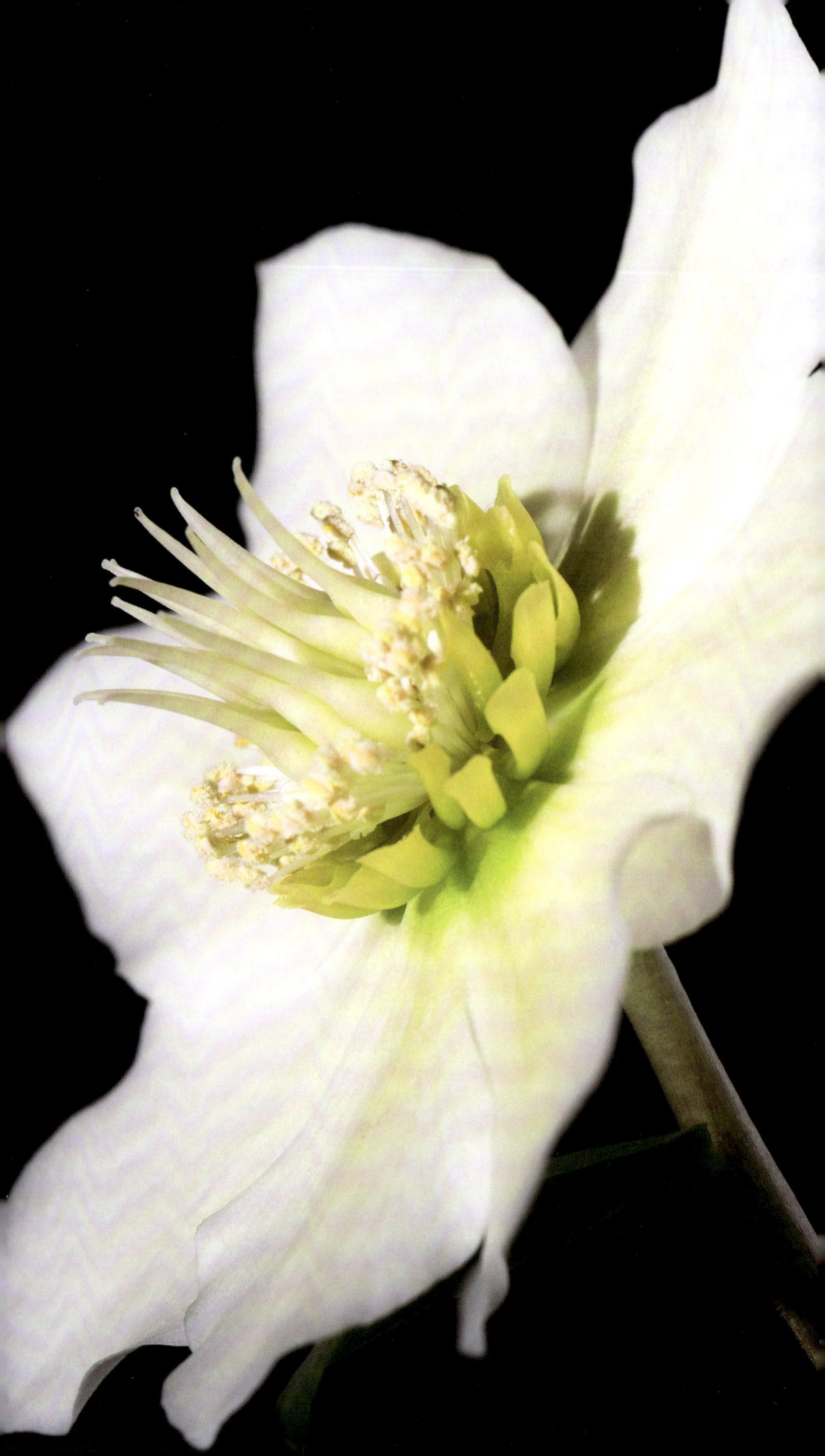

Die Christrose in der anthroposophischen Medizin

Auf eine Christblume

Tochter des Walds, du Lilienverwandte,
So lang von mir gesuchte, unbekannte,
Im fremden Kirchhof, öd und winterlich,
Zum erstenmal, o schöne, find ich dich!

Von welcher Hand gepflegt du hier erblühtest,
Ich weiß es nicht, noch wessen Grab du hütest;
Ist es ein Jüngling, so geschah ihm Heil,
Ists eine Jungfrau, lieblich fiel ihr Teil.

Im nächtgen Hain, von Schneelicht überbreitet,
Wo fromm das Reh an dir vorüberweidet,
Bei der Kapelle, am kristallnen Teich,
Dort sucht ich deiner Heimat Zauberreich.

Schön bist du, Kind des Mondes, nicht der Sonne;
Dir wäre tödlich andrer Blumen Wonne,
Dich nährt, den keuschen Leib voll Reif und Duft,
Himmlischer Kälte balsamsüße Luft.

In deines Busens goldner Fülle gründet
Ein Wohlgeruch, der sich nur kaum verkündet;
So duftete, berührt von Engelshand,
Der benedeiten Mutter Brautgewand.
Dich würden, mahnend an das heilge Leiden,
Fünf Purpurtropfen schön und einzig kleiden:
Doch kindlich zierst du, um die Weihnachtszeit,
Lichtgrün mit einem Hauch dein weißes Kleid.

Der Elfe, der in mitternächtger Stunde
Zum Tanze geht im lichterhellen Grunde,
Vor deiner mystischen Glorie steht er scheu
Neugierig still von fern und huscht vorbei.

Im Winterboden schläft ein Blumenkeim,
Der Schmetterling, der einst um Busch und Hügel
In Frühlingsnächten wiegt den samtnen Flügel;
Nie soll er kosten deinen Honigseim.

Wer aber weiß, ob nicht sein zarter Geist,
Wenn jede Zier des Sommers hingesunken,
Dereinst, von deinem leisen Dufte trunken,
Mir unsichtbar, dich blühende umkreist?

Eduard Mörike (1804–1875)

Viele der modernen Erfahrungen mit dem homöopathischen Einsatz der Christrose haben sich erst durch Anregungen aus dem Bereich der anthroposophischen Medizin gebildet (Hans Ziller) oder haben neue homöopathisch schlüssige Ideen direkt aus der Anthroposophie heraus gebildet (Georg Soldner). Ärzte, die sich mit der Christrose beschäftigen, müssen per se Grenzgänger sein und unterschiedliche Erfahrungen integrieren.

Nun ließen sich schon durch die Erfahrungen der Homöopathie und der Phytotherapie so viele heilende Eigenschaften der Christrose erkennen, dass man kaum zu glauben vermag, dass es noch weitere Möglichkeiten in der Christrosentherapie gibt. Und doch ist dies möglich. Hierzu muss man sich allerdings auf das Schrifttum und die Erfahrungen der anthroposophischen Medizin einlassen, was vielen Menschen nicht leicht fällt. Denn noch einmal wird der Erfahrungsschatz mächtig erweitert, wenn man mit den Methoden der von Goethe abgeleiteten Pflanzenbeobachtung die Christrose und ihre Familie, die Ranunculaceen, beschaut und dann in der Krankheitserkenntnis entsprechend den Gedanken von Rudolf Steiner umsetzt.

Im Unterschied zur herkömmlichen Botanik und Biologie sieht man in der anthroposophischen Botanik die Pflanze als von einem geistigen Typus belebt an, ja sogar als ein eigenständiges Wesen, dem man sich durch intensives Beobachten und Vergleichen mit anderen Pflanzen nähern kann. Gesucht wird hier also, ähnlich wie in der Biografie eines Menschen, nach den Charaktereigenschaften der »Familie« und dann nach den Einseitigkeiten eines besonderen Exemplars der Familie. In unserem Falle stellt die Familie die Hahnenfußgewächse als Ganzes dar, das besondere »schwarze beziehungsweise weiße Schaf« der Familie ist die Christrose.

Die Bedeutung der Familie der Hahnenfußgewächse

Betrachtung der Pflanze – eine Einführung

Wir widmen uns zunächst dem Typus Hahnenfußgewächse, auch »Froschartige« (= Ranunculaceen) genannt. Das ist insofern von Bedeutung, weil erstaunlich viele wichtige Heilpflanzen der Homöopathie und der anthroposophischen Medizin den Hahnenfußgewächsen entstammen. Neben den Korbblütlern und den Nachtschattengewächsen ist sie für das ärztliche Handeln die zentrale Pflanzenfamilie.

Die Hahnenfußgewächse sind nach zwei Eigenschaften benannt, die Botanikern gleich ins Auge fallen: einer intensiven stetigen Veränderung der Blattgestalt, die jedoch stets den typischen »Hahnenfuß« in sich trägt; und der Beziehung der Pflanzen zum feucht-wässrigen Element, was sich im Namen »Froschartige« durchaus richtig darstellt. Manche nach Goethe arbeitende Botaniker sprechen bei den Hahnenfußgewächsen gar von »in die Luftsphäre gehobene Wasserpflanzen (und -tiere)«, so intensiv ist die Prägung durch das wässrige Element. Tatsächlich, kaum befreit sich im Frühjahr die Pflanzenwelt aus ihrer winterlichen Erstarrung, quillt schon das erste Leben durch den Boden – mit dabei die Hahnenfußgewächse. Genau zur Zeit des beginnenden Frühjahrs kommen die Hahnenfußgewächse häufig schon zur Blüte. Sie beleben mit ihren Blütenköpfen die noch feuchten Böden, geben mit ihren kräftigen Farben erste Hinweise auf die Farbkontur des Frühjahrs. Hahnenfußgewächse sind vor allem Pflanzen des Frühlings in den gemäßigten Zonen Europas.

Die moderne Botanik sieht in den Pflanzen nichts anderes als ein Genprodukt. Das ist jedoch eine radikale Vereinseitigung der Sichtweise auf das pflanzliche Wesen. So stark auch der irdische Einfluss in Form der Gene sein mag. – Was wäre eine Pflanze ohne Sonne und eben auch andere »Konstellationen« am Himmel? Der Jahreslauf wird vor allem vom Steigen und Fallen der Sonne im Sommer sowie vom Steigen und Fallen des Mondes im Winter geprägt. Je mehr die Sonne im Jahreslauf hochsteigt, desto höher auch die Blütenstängel. Fast exakt die Laufbahn der Sonne führt der Mond im Winter durch. Die Sonne bezieht im Winter die Umlaufbahn des Mondes. Insofern ist der Winter eher Mondenzeit, der Sommer eher Sonnenzeit. Diese Grundprägung des Jahres lässt sich in den Menschen hineinspiegeln. Dann werden Winterblüher eher eine Tendenz zum Unterbewusstsein vorweisen, das mit der Mondensphäre gleichgesetzt werden kann. Hingegen werden die Blütenpflanzen des Sommers eher mit dem Wachbewusstsein verbunden sein.

Pflanzen des Frühjahrs haben von beiden Sphären etwas, wobei bei den Hahnenfußgewächsen des frühen Frühjahres der Mond noch nachwirkt. Dieses frühlingshafte Kräftespiel der Pflanzen, das sich in den Hahnenfußgewächsen vor allem am (Hahnenfuß-)Blatt zeigt, darf mit Paracelsus und Steiner merkuriell genannt werden. Kosmologisch gedacht steigt mit der Sonnenbahn der Stängel, der bei den ersten Frühjahrspflanzen eher nah noch am Boden bleibt, in die Höhe, und wie der Merkur seine Bahn um die Sonne zieht, so ziehen die Blätter ihre Bahn um die Sonne in der Pflanze, dem Stängel. Den Gegenpol zur Sonne und dem merkuriellen Geschehen bildet der Mond. Denn es gibt auch im Sommer einen Bereich der Pflanze, der eher dunkel und unterbewusst erscheint, das ist die Wurzel: Sie entwickelt sich gerade in Opposition zur Sonnenkraft in der feucht-kalten Erdzone und verfügt über eine deutliche Beziehung zum Mond. Tatsächlich hat Maria Thun, Pionierin des biologisch-dynamischen Pflanzenanbaus, zeigen können, dass gerade das Wurzelwachstum von konkreten Mondkonstellationen abhängig ist. Ihr Aussaatkalender berücksichtigt vor allem die Mondphasen. Es wird davon ausgegangen, dass ein aufsteigender Mond (ähnlich der Sonne) den Saftstrom der Pflanze zur Blüte und den Blättern hin fördert, hingegen ein absteigender Mond das Wurzelwachstum. Jeder wache Gärtner wird diese Beziehung schnell finden und sinnvoll nutzen können.

Zusammengefasst ergeben sich drei zentrale Zonen des Pflanzenwesens. Die mondenhaft geprägten Wurzeln, das merkuriell gebildete Blatt und der Stängel in seiner sonnenhaften Prägung.

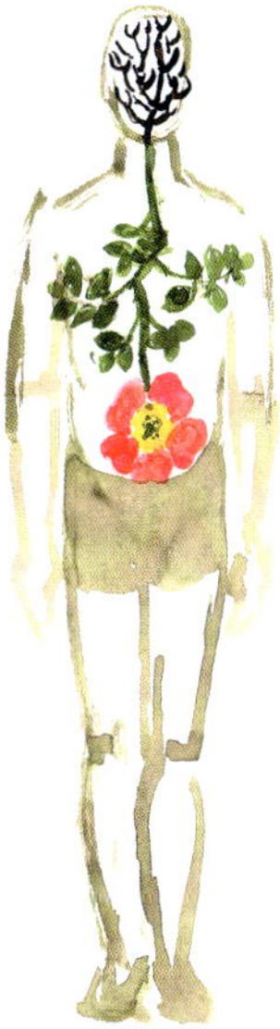

Der Mensch als umgekehrte Pflanze nach Rudolf Steiner

Rudolf Steiner hat den Menschen immer als umgekehrte Pflanze begriffen und gleich der Pflanze in diese drei zentralen Zonen unterteilt.

- Mondenhafte Wurzelprägung = Kopf und Nerven-Sinnes-System
- Merkurielles Blatt = Organe des Rhythmischen Systems wie Herz und Lunge
- Sonnenhafter Stängel bis zur Blüte = Organe des Stoffwechsels und die Gliedmaßen

Damit ergibt sich das anthroposophische Heilmittelgesetz:

- Wurzelauszüge einer Pflanze oder auch wurzelbetonte Pflanzen werden eher auf bzw. über den Kopf wirken (Beispiel Mohrrübe oder bei der Christrose die Wurzel gemäß homöopathischem Arzneibuch).
- Blattauszüge werden mehr den mittleren Menschen stärken (Beispiel Blattsalate oder bei der Christrose, wie von Paracelsus gefordert, der Blattauszug gegen Demenz).
- Auszüge aus den Blüten und Stängel einer Pflanze oder eine blütenbetonte Pflanze werden die Gliedmaßen und den Stoffwechsel stärken, aber auch als seelentingiertes Element in der Blüte sehr viel mehr seelische Symptome

zeigen (Beispiel Schafgarbe, Calendula, Arnica, die Blütentherapie nach Edward Bach, eine Christrosenessenz steht leider noch aus).

Hahnenfußgewächse im Jahreslauf

Betrachten wir nun – gerüstet mit dieser ersten einfachen Grunddifferenzierung des Pflanzendaseins – den Gang durch das Jahr konkret bei den Hahnenfußgewächsen. Es wird eröffnet von den beiden Christrosenvarianten *Helleborus foetidus* und *Helleborus viridis*, der Stinkenden und Grünen Nieswurz. Dann folgen Winterling, Leberblümchen, Scharbockskraut, Buschwindröschen, Pulsatilla, Anemonen, Trollblumen, Adonisröschen und Pfingstrose. Zur Jahreshöhe um Johanni hin erscheinen der Blaue Eisenhut, das Christophskraut, der Rittersporn und die Clematis. Das Farbspektrum der Blüten dieser Pflanzen umspannt neben Weiß und Grün alle Nuancen des Gelb, des Rot, des Violett bis zum Blau, ja bis zum dunkelsten Braun. Wir sehen hier eine deutliche Betonung der Blüte.

Mehr aber scheinen die Hahnenfußgewächse Meister der Blattgestaltung zu sein. Sie machen einen sehr lebendigen Gestaltwandel im Blatt durch, der selbst vor der Blüte nicht Halt macht. Es besteht in der Regel eine Überfülle an Staub- und Fruchtblättern. Goetheanistisch geschulte Botaniker erleben in den Hahnenfußgewächsen eine unglaubliche Vitalität, einen Strom quellenden Lebens, der noch bis in die Blüte reicht. Selbst die Blüte wirkt kindlich kraftvoll und nicht – wie bei so vielen Pflanzen – extrem durchstrukturiert, fein, aber fast schon leblos. Die Hahnenfußgewächse werden somit zu Recht als Blattkünstler betrachtet. Findet sich erd- und wassernah noch mehr das abgerundete und geschlossene Blatt, so mit zunehmender Höhe und Wärme die feingliedrige Fiederung. Die Knospen selbst tragen mitunter merkwürdige pflanzentierartige Formen wie von Kaulquappen oder Delfinen und ähnlichen Gestalten und werden entsprechend so genannt (beispielsweise der Rittersporn als *Delphinum Staphisagria*).

Nach einem der bekanntesten anthroposophischen Botaniker, dem genialen Ernst Michael Kranich, der einen beeindruckend konsequenten kosmologischen Ansatz in der Pflanzenanschauung verfolgt und neben Sonne, Mond und Merkur auch die anderen Planetenbahnen in seiner Pflanzenanschauung berücksichtigt, sind gleichwohl bei den Hahnenfußgewächsen die Blüten zentral: »Fast alle Botaniker, die die Hahnenfußgewächse dargestellt haben, haben auf die vielfältigen Blütenformen als ein besonderes Stilelement dieser Pflanzenfamilie hingewiesen. Diese Blütenformen sprechen ihre Eigenart aus, wenn man bemerkt, wie sie sich zu den verschiedenen Zeiten des Jahres aus den Lebensprozessen der Pflanzen ganz unterschiedlich herausbilden. Sie sind kein unauflösbares Rätsel, sondern das volle, vielseitige Bild der sich zum Blühen erhebenden Pflanze. Betrachtet man die im Jahreslauf nacheinander hervortretenden Formen von der Christrose bis zum Adonisröschen, so erscheint die Vielgestaltigkeit der Pflanzen und ihrer Blüten wie eine über die verschiedenen Gattungen und Arten ausgebreitete Metamorphose, die von dem knospenartig-mondhaft bestimmten Blühen der Christrose über die unentfalteten, merkurhaften Blütentriebe des Winterlings und der Anemonen sich in vielen Stufen bis zur vollen Befreiung der Blütenbildung vom vegetativen Dasein beim Hahnenfuß und dem Adonisröschen erhebt. Und in einer Steigerung des Blütenprozesses dringt die Pflanze in der Akelei über diese Stufe bereits hinaus (…) Am prachtvollsten tritt der Blühprozess vom Sommer bis zum Herbst beim Rittersporn und Eisenhut hervor. Beim Hahnenfuß, aber auch bei der Akelei und Wiesenraute wird die Pflanze bei ihrem Übergang zum Blühen im Zusammenhang mit der Umgestaltung der Blätter insgesamt lockerer, zarter und unstofflicher (…) Überall schaut man bei den Hahnenfußgewächsen in vielerlei Gestalt auf den gleichen Prozess: auf das unmittelbare Sich-herausheben des Blühens aus dem vegetativen Leben. In dieser engen Beziehung zwischen dem niederen und höheren Bereich des Pflanzenlebens und dem Hervorgehen der Blütenbildung aus den vegetativen Gestaltungen liegt das geistige Zentrum der Hahnenfußgewächse (…) In unserer Darstellung tritt auch deutlich hervor, wie die Ausgestaltung des Hahnenfußtypus mit den kosmischen Verhältnissen des Jahresganges, das heißt mit dem Darinnenstehen der Erde im Kosmos zusammenhängt. Vom Winter bis zum Frühjahr erhält der Typus seine besondere Ausformung durch die auf der Erde herrschende Macht des Mondes und ihr allmähliches Zurückweichen gegenüber der zunehmenden Sonnenwirkung (Christrose, Winterling, frühe Anemonen). Dann offenbart sich in den Formen, die der Hahnenfußtypus durchläuft, die zum Sommer ansteigende Herrschaft der Sonne und der mit der Sonne eng verbundenen Planeten Merkur und Venus (Sumpfdotterblume, Trollblume, Hahnenfuß) und zur Zeit des Hochsommers die Sonne (Schwarzkümmel) und die Venus (Adonisröschen und Akelei). Besonders vom Hochsommer an wird der Hahnenfußtypus von den Bildungsgesetzen der obersonnigen Planten durchprägt (Wiesenraute, Rittersporn, Eisenhut).«

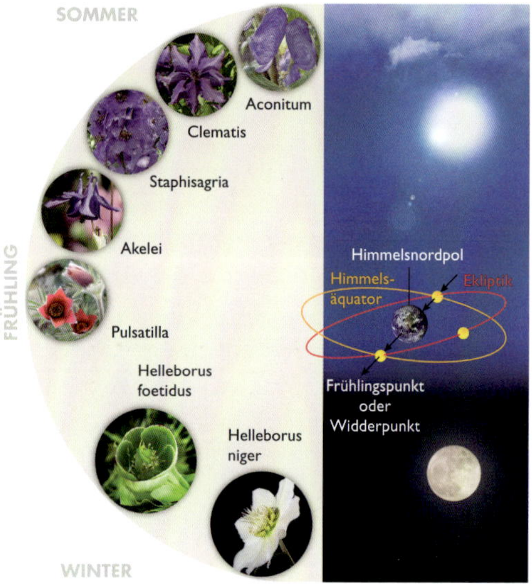

Im Jahreskreis der Hahnenfußgewächse bilden *Aconitum* und *Helleborus* die beiden Extreme. Unter dem Einfluss des höchsten Sonnenstandes verschließt sich *Aconitum* düster in seiner Blüte, die Christrose öffnet die ihre hell strahlend beim höchsten Mondstand im Winter.

Wir konnten es recht deutlich erkennen: Die Hahnenfußgewächse sind durch die intensive Beziehung zum Frühjahr, die starke fließende Auseinandersetzung im Blatt zwischen Luft und Wasser, zwischen rundenden und einschießenden Kräften und die teilweise merkwürdig tierisch anmutenden tiernahen Blütenformen gekennzeichnet. Sie sind damit für den merkuriell geprägten Bereich der Mitte des Menschen und eben als kraftvolle Blütenpflanzen auch gerade für Störungen im Stoffwechselbereich geeignet. Tatsächlich werden zahlreiche Hahnenfußgewächse für diesen Bereich in der Heilkunde benutzt.

Auffallend ist dabei die Beziehung zum Unterleib, zum Hormonhaushalt und zur Sexualsphäre, sodass gerade ein naturheilkundlich orientierter Gynäkologe/Urologe auf dieser Pflanzenfamilie aufbauen muss. Dabei lassen sich Heilpflanzen, die eher den Frauen zugutekommen von Heilpflanzen, die mehr Erkrankungen des Mannes entsprechen, unterscheiden. Diese seien kurz vorgestellt.

Bekannte Vertreter – für Frau und Mann

Eine der bekanntesten und meistverwendeten Heilpflanzen der Homöopathie ist die *Pulsatilla*, dieses wechselhafte »Aprilwetter« unter den Heilpflanzen, die vielleicht die frühlingshafte Stimmung der Ranunculaceen am besten wiedergibt. Bei dieser besteht eine

- Wechselhaftigkeit in Stimmung und Symptomen, die fast immer wahlleitend sind. Dabei besteht eine starke Wirkung auf die weiblichen, aber auch auf die männlichen Geschlechtsorgane.
- Amenorrhoe (fehlende Menstruation) und Dysmenorrhoe (schmerzhafte Menstruation), Orchitis (Hodenentzündung) und Prostatitis (Prostataentzündung) sind bei weichem, sanftem, weinerlichem Typus von den Organbefunden zentral.

Den eher männlich geprägten Gegenpol zur Pulsatilla bildet die *Clematis* mit ihrer arzneilichen Beziehung zum männlichen Geschlecht. Typisch sind hier

- Harnröhrenstrikturen (Verengungen der Harnröhre) sowie eine Neigung zu schmerzhaften Schwellungen der Hoden.
- Auch stellt sie das wichtigste Mittel für Samenstrangneuralgien dar. Umgekehrt kann es bei Frauen bei Tumoren der Brust gebraucht werden.
- Weiterhin besteht eine Beziehung zu vesikulären (bläschenartigen) und pustulösen (Eiterblasen) Hautaffektionen. Dies lässt sich vielleicht durch den in Ranunculaceen enthaltenen Wirkstoff Protoanemonin erklären, der stark hautreizend und bläschenbildend sich darstellt.

Die Silberkerze, *Cimicifuga*, ist das Hauptmittel für Muskelschmerzen in den Wechseljahren und hat eine starke Beziehung zu den Ovarien.

- Atonische Blutungen (passive Blutungen) sowie Menorrhagien (starke Blutungen) oder auch Verzögerung der Regel bis zur Amenorrhoe (fehlende Blutung) können auftreten.
- Rheuma abwechselnd mit Eierstock- oder Gebärmutterbeschwerden,

- Muskelschmerzen (Myalgien) und unfreiwillige Muskelkontraktionen (Chorea) während der Monatsblutung und Schwangerschaft,
- Dysmenorrhoen (schmerzhafte Regelblutungen) und Neuralgien im Becken und an den Ovarien,
- Nervöse Ruhelosigkeit und eine Neigung zu depressiver Verstimmung.

Im Gegensatz zu Cimicifuga ist die *Akelei* wie eine gesteigerte Form der Pulsatilla zu verstehen.

- Schwere Störungen der Menstruation oder eine funktionelle Amenorrhoe (fehlende Menstruation),
- nervöse hagere Patientinnen, die unter einer hormonellen Dysfunktion leiden,
- Globussyndrom, Schlaflosigkeit, ein nervöses Zittern und eine Empfindlichkeit gegen Licht und Lärm, besonders während der schmerzhaften Menstruation.

Wiederum eher den männlichen Gegenpol bildet die *Staphisagria.* Nach mannigfaltiger homöopathischer Erfahrung ist eine

- übermäßige geschlechtliche Erregung Grund aller möglichen Erkrankungen. Typisch sind hier das ständige Haften der Gedanken an sexuellen Vorstellungen. Neigung zur Onanie.
  Als Organschwerpunkt sind der Unterleib mit Prostata und Blase präsent.

Daraus folgt: Keine andere Pflanzenfamilie bildet so viele Heilpflanzen für den Hormonhaushalt des Unterleibes im Spannungsfeld zwischen Sonne (Bewusstsein) und Mond (Unterbewusstsein) aus.

In diese Stimmung passt selbst *Aconitum napellus* als entscheidendes Mittel für den plötzlichen unvermittelten Austritt aus dem mondenhaft wässrigen Dasein der Schwangerschaft ins sonnengeprägte Erdenreich im Kaiserschnittgeschehen (Hauptmittel!).

Wo aber bleibt die Christrose? Welche Bedeutung kommt ihr in der Gesamtschau der Hahnenfußgewächse zu?

Typische Inhaltsstoffe

Protoanemonin gegen Herpesviren und Bakterien

Es gibt Substanzen, die eine ganze Pflanzenfamilie charakterisieren und bei den Hahnenfußgewächsen, denen die Christrose entstammt, ist dieses das Protoanemonin. In der Familie der Hahnenfußgewächse hat *Helleborus niger* zusammen mit *Ranunculus bulbosus*, dem knolligen Hahnenfuß, die höchsten Konzentrationen aufzuweisen. Nach anderen Forschungen findet sich sogar mehr Protoanemonin in *Helleborus niger* als in *Ranunculus bulbosus*. Es ist vor allem in den Blättern und Blüten enthalten und riecht scharf. Bei Kontakt kann dieser Wirkstoff Schleimhautreizungen und an der Haut Blasenbildungen hervorrufen. Diese Erscheinungen finden sich selbst bei der homöopathischen Einnahme öfters, und besonders der knollige Hahnenfuß, *Ranunculus bulbosus*, wird umgekehrt in der Homöopathie bei einer bestimmten Blasenbildung, den Herpesbläschen der Gürtelrose, gerne angewandt. Protoanemonin hat eine umfassende Wirkung auf grampositive und gramnegative Keime, also all die Erreger, gegen die eine antibiotische Therapie gerichtet ist, besonders im Rahmen eines Atemwegsinfekts oder eines Infektes im Unterleib. Es wirkt aber auch bei Herpesviren. Protoanemonin als Inhaltsstoff in der Christrose liefert somit einen Hinweis für die guten Erfolge bei diesen Erkrankungen.

Botanische Charakteristik der Christrose

Ein erstes Erstaunen bildet sich gegenüber der Christrose, weil sie ganz im Gegensatz zu ihren übrigen Familienmitgliedern, die doch eher Frühjahrsblüher sind, so spät blüht. Die Blütenknospe ist bereits im Spätsommer voll entwickelt, ist aber noch nach unten gewendet und verhüllt. Die Entwicklung von der Bildung der Knospe zum Aufblühen und Bestäuben verzögert sich und findet dann erst im Dezember bis Februar statt. Christrosen sind also nicht »Frühgeborene« – obgleich in der Medizin gerade auch bei den Frühgeborenen so hilfreich –, sondern Spätgeborene bzw. genauer Spätblüher. Dennoch ist die Christrose zugleich die Erste der Ranunculaceen, schließt also den Jahreskreis nicht nur ab, sondern beginnt ihn neu.

Ein zweites Erstaunen kann einen erfassen, wenn man die Christrose ausgräbt. Im Mittelpunkt steht hier das sogenannte Rhizom, das eigentlich einem unter die Erde verlagerten Stängel entspricht. Von diesem gehen dann der Blütentrieb und auch das lederartige, zumeist siebengliedrige Laubblatt ab. Stängelimpuls, so haben wir es inzwischen gelernt, ist eigentlich ein Sonnenimpuls, der hier aber beim

Bufadienolide, zur »Entfroschung« der Patienten und das Märchen vom Froschkönig

Bufa ist der lateinische Name für »Kröte«. In ähnlicher Weise wurde für die Hahnenfußgewächse als Familie der lateinische Name Ranunculaceen, »Froschartige«, mit einer Amphibie verbunden. Sie zeigen damit eine Verwandtschaft zum wässrig-feuchten Raum auf, den die Ranunculaceen besonders erobert haben. Die Kröte verfügt aber in den Hautdrüsen auch über ein Gift, das entsprechend Bufadienolid genannt wird und auf das Herz wirkt. Bufadienolide verlangsamen die Schlagfrequenz des Myokards und in gleicher Weise die Erregungsleitung der Myokardzellen. Es wurde aber auch eine antitumorale Wirksamkeit nachgewiesen. Merkwürdigerweise findet sich dieses Gift nicht nur in der Kröte, sondern eben auch in der Pflanzenfamilie der Froschartigen. Unter den Hahnenfußgewächsen scheinen neben dem Adonisröschen aber nur die Christrosengewächse dieses herzwirksame Steroid zu beinhalten. Es wird hier entsprechend der Pflanze Hellebrin genannt. In einer Verwandten der Christrose, *Helleborus pupurascens* wurde ein ganz erheblicher Gehalt besonders in der Wurzel gefunden. Das Vorkommen dieser Substanz erklärt, dass die Christrose eine deutlich spürbare wasserausschwemmende (diuretische) und herzstärkende Kraft besitzt.

Die Wirkung der Bufadienolide lässt sich vielleicht am anschaulichsten in dem Märchen vom Froschkönig erleben:

Eines der bekanntesten Märchen der Brüder Grimm handelt vom Froschkönig. Bekanntlich spielt darin die Jüngste der Prinzessinnen eine Hauptrolle. Sie spielt an einem Brunnen mit ihrer goldenen Kugel. Eines Tages fällt ihr diese unglücklich in den Brunnen. Ein Frosch erbietet sich, diese wieder hinaufzubringen, wenn sie bereit ist, ihn als Spielkameraden mit auf das Schloss zu nehmen. Sie verspricht es ihm, bricht aber dieses Versprechen sogleich, als sie die goldene Kugel wieder in Empfang genommen hat. Doch der Frosch folgt

Rhizom unterirdisch »mondenhaft« überformt wird. Damit wird die Christrose eher bei Zuständen helfen können, wo das Unterbewusstsein das Wachbewusstsein beherrscht.

Ein drittes Erstaunen betrifft die Lebensdauer der Christrose. 25–30 Jahre sind für ein Hahnenfußgewächs extrem ungewöhnlich und es gibt meines Wissens kein anderes Hahnenfußgewächs, das so

ihr nach und wendet sich an ihren Vater, der sie ebenfalls ermahnt das Versprochene zu halten. Als er aber auch einfordert, sie mit sich in ihr Bettchen zu nehmen, da wird ihre Wut so groß, dass sie ihn an die Wand klatscht. Verwandelt steht plötzlich ein schöner Prinz vor ihr, der sie schon nach wenigen Tagen nach der Hochzeit mit sich in sein Reich nimmt. Bei der Fahrt zurück sind aber immer wieder Geräusche vom Kutschbock zu hören, die ihren Grund im treuen Heinrich, dem Diener des Königs finden. Dem reißen vor lauter Freude über die Befreiung seines Herren von einem bösen Zauber Ketten um sein Herz entzwei: »Heinrich, Heinrich, der Wagen bricht. Ach Herr, es sind nur die Fesseln um mein Herzen.«

Es gibt heute zahlreiche Interpretationen dieses Märchens, die es in Verbindung setzen zu der Zeit der Pubertät, des Wandels von einem Mädchen zu einer erwachsenen Frau und in gleicher Weise des Prinzen (sei kein Frosch!) vom Jüngling zum Mann. Eugen Drewermann sieht hier eine vom Vater abhängige verwöhnte Prinzessin und einen von einer machtbesessenen Mutter beherrschten Jungen, die erst im Kontakt zueinander reifen und sich aus infantilen Abhängigkeiten befreien können. Das ist sicherlich richtig und greift doch zu kurz, weil dieses Märchen vom Froschkönig letztlich eine allgemeingültige Verwandlung beschreibt, die mehr oder weniger jeder Mensch in der Pubertät durchmacht – und zwar vor allem als Macht der Hormone auf der Basis der Steroide, denen auch das Bufadienolid entstammt. Auf Basis der Steroide bilden sich die Geschlechtshormone, aber auch herzstärkende Glykoside, die die Seele lebendiger machen (»Ketten vom Herzen«). Was also im Märchen beschrieben wird, das ist der Wandel, der auf Basis der Hormone bei jedem Menschen im Bereich der Pubertät eintritt. Pflanzen wie die Christrose, die Bufadienolide in sich tragen, werden also dann, wenn diese »Ausreifung« aus unterschiedlichen Gründen nicht vonstatten gehen kann und zu Krisen führt, von wesentlicher Bedeutung sein, um hier noch nachträglich eine Nachreifung der Seele zu ermöglichen.

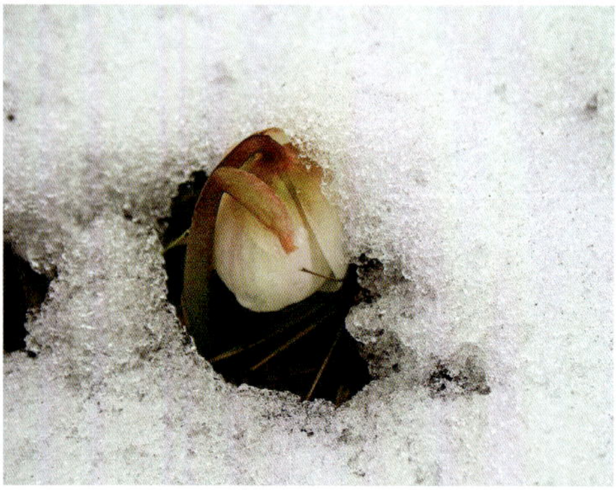

Anmutig: Blütenknospe einer Christrose unter Schnee

alt wird. Dies wird durch das Rhizom ermöglicht und hat fast baumartige Dimensionen in der Lebensdauer (diesen Hinweis verdanke ich Georg Soldner).

Ein viertes Erstaunen gilt dann der Blüte. Groß ist sie, weiß und winterhart und schaut einen doch wie von Angesicht zu Angesicht lebendig an. Diese eigentlich zu Blütenblättern umgeformten Kelchblätter werden sich dann wieder zu grünen Kelchblättern zurückentwickeln und nicht verwelken – ein erstaunliches und absolut ungewöhnliches Phänomen in der Pflanzenwelt. In den Blüten vieler Hahnenfußgewächse (beispielsweise Eisenhut und Rittersporn) spielen die Kelchblätter die Rolle der farbigen Blütenblätter, während die eigentlichen Blütenblätter zu Nektarien verwandelt werden. Typisch für die Helleborus-Arten ist es, dass diese Kelchblätter immer grün sind und an der Pflanze stehen bleiben – von der Knospe über die Blüte bis hin zu Frucht- und Samenreife. Nur der Christrose gelingt es, während des Blühens das Grün zu einem strahlenden Weiß zu steigern.

Nach Steiner korrespondiert der Blütenpol mit dem Stoffwechselsystem. Wenn eine Blüte sich zurückzunehmen vermag und in ein grünes Kelchblatt zurückverwandelt, dann erinnert dies an ihre Bedeutung bei Lähmungen, wo ja auch ein fast schon verblühtes Leben wieder revitalisiert werden muss.

Die Christrose »wacht« zu einer Zeit, wo alle anderen Pflanzen oberirdisch schlafen und sich eben nicht zum Kosmos hin öffnen, aber eben nicht mit einem »Sonnenbewusstsein«, denn die Blüte wendet sich ähnlich wie die Mistel nicht der Sonne zu. (Weitere grundlegende botanische Ausführungen finden sich im Buch »Geheimnis Christrose« von Ernst Rose.)

Christrose und Eisenhut im Vergleich

Der anthroposophische Arzt Simonis hat das ganz richtig erkannt und die Charakteristik der Christrose gerade auch in Polarität zum Eisenhut (*Aconitum*) betrachtet:

»Und nun schauen Sie von diesem wichtigen Aspekt auf *Helleborus niger*! Eben zu dieser Zeit sprosst und blüht diese sonderbare Pflanze und spiegelt sogleich die Bewusstseinsvorgänge der ganzen Pflanzenheit, sprosst und blüht gerade im Gegensatz zu herrschenden Erd-Pflanzen-Situation um diese Zeit (…) In seinem ganzen Sprossgeschehen scheint es autonom zu sein. Selbst bei Sonnenschein denkt es nicht daran, seine Blüten etwa der Sonne zuzuwenden; wie aus einem anderen Bewusstsein heraus, indem ihm die Kräfte all dieser Planetensphären zur Verfügung stehen, steht in der Tiefwinterkälte im Saturnzeichen – Steinbock vor uns!

Ganz anders der Eisenhut (*Aconitum napellus*), der sich im Zenit des Jahres im Mondenzeichen Krebs auslebt. Wir sehen das mondhaft geballte, rübige Rhizom, wir sehen den hoch aufschießenden Stängel, der dieses Hahnenfußgewächs hinausführen möchte aus der Erdwasserregion, in der die meisten Hahnenfußarten verhaftet bleiben. Die Blätter werden weitgehend feingeschlitzt, durchlichtet, verzichten fast auf Blattparenchym. Alles ist dabei von sonderbarer Starre durchzogen und übergossen. Und nun erst die Blüten. Maskenhafte Gnomenzüge starren uns an. Verhärtetes Perianth umschließt Honigblätter, Staubgefäße und Stängel. Wir erkennen mit Staunen hier das polarische Geschehen zur Christrose; das heißt vereinigt im Hochsommer der ganze Umkreis des Lichtes und der Wärme sich mit den Erdkräften, sodass eigentlich nirgends Vereinzelung und Enge mehr möglich erscheint, dann formt gerade Aconitum napellus sich zum Gefangenen von Erd- und Mondkräften. Inmitten von überall waltender Auflösungs- und Verflüchtigungstendenz schließen die Mondkräfte im Blütengeschehen das Blütenhafte vom Sonne- und Umkreisgeschehen ab.«

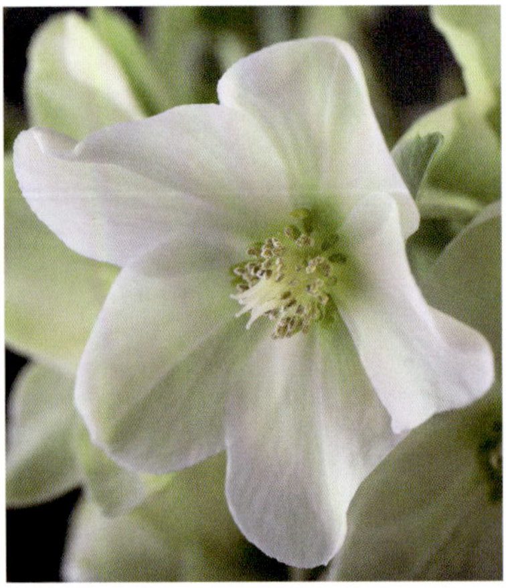

Christrose

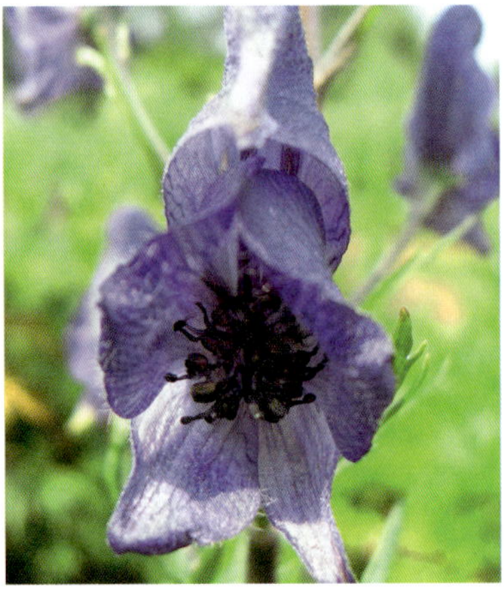

Blauer Eisenhut

Wunderbar ist hier die Polarität von *Aconitum napellus* und *Helleborus niger* dargestellt. Im tiefsten Sommer schließt sich die Blüte des Sturmhutes düster vom Sonnengeschehen ab, verhält sich also ganz anders als die meisten Pflanzen dieser Zeit und wird so zur giftigsten Pflanze unserer Breiten. Umgekehrt öffnet sich die Christrose zur Sonne hin zu einer Zeit, wo alle anderen Pflanzen oberirdisch »schlafen«.

Vergleichende Tabelle (modifiziert nach Georg Soldner)

Aconitum napellus	**Helleborus niger**
Überwach, Angst, Anspannung	Bewusstsein herabgedämpft
Überstarke Sinneswahrnehmung, Erstarrung im Schock, kann sich von der traumatischen Sinneswahrnehmung, dem Schock, nicht lösen, als ob er eben erst passiert wäre	Schläfrigkeit, Somnolenz
Akuter Schock, Unfall als Auslöser	Lang zurückliegendes nicht erinnerliches Trauma; seelischer und/oder physischer Missbrauch und Folgen längerer Verlassenheitsphasen (zum Beispiel Krankenhaus ohne Mutter für 1–3 Wochen) in den ersten Kindheitsjahren

Wenden wir diese von Simonis so deutlich geschilderte botanische Polarität ins konkret praktisch medizinische Denken um, dann ergibt sich, dass auch im Menschen die extreme Polarität dieser beiden Pflanzen wiedergefunden werden muss. Das ist tatsächlich so der Fall:

- Aconitum: zentrales Heilmittel für ein jegliches akutes Schockgeschehen vor allem auf Rückenmarksebene, Wirkung ähnlich einem peripheren Analgetikum.
- Helleborus: zentrales Heilmittel für ein Schockgeschehen im ZNS mit Auswirkungen auf den Liquor, also jegliches Schädelhirntraumata, opiatartige Wirkung.

Die Christrose ist – und das konnten wir im Durchgang durch die Homöopathie bereits zeigen – von einem eminenten Nutzen für unsere Patienten bei allen zentralen Traumata und winterlichen Erstarrungsgesten, mithin vor allem für unsere geriatrischen Patienten.

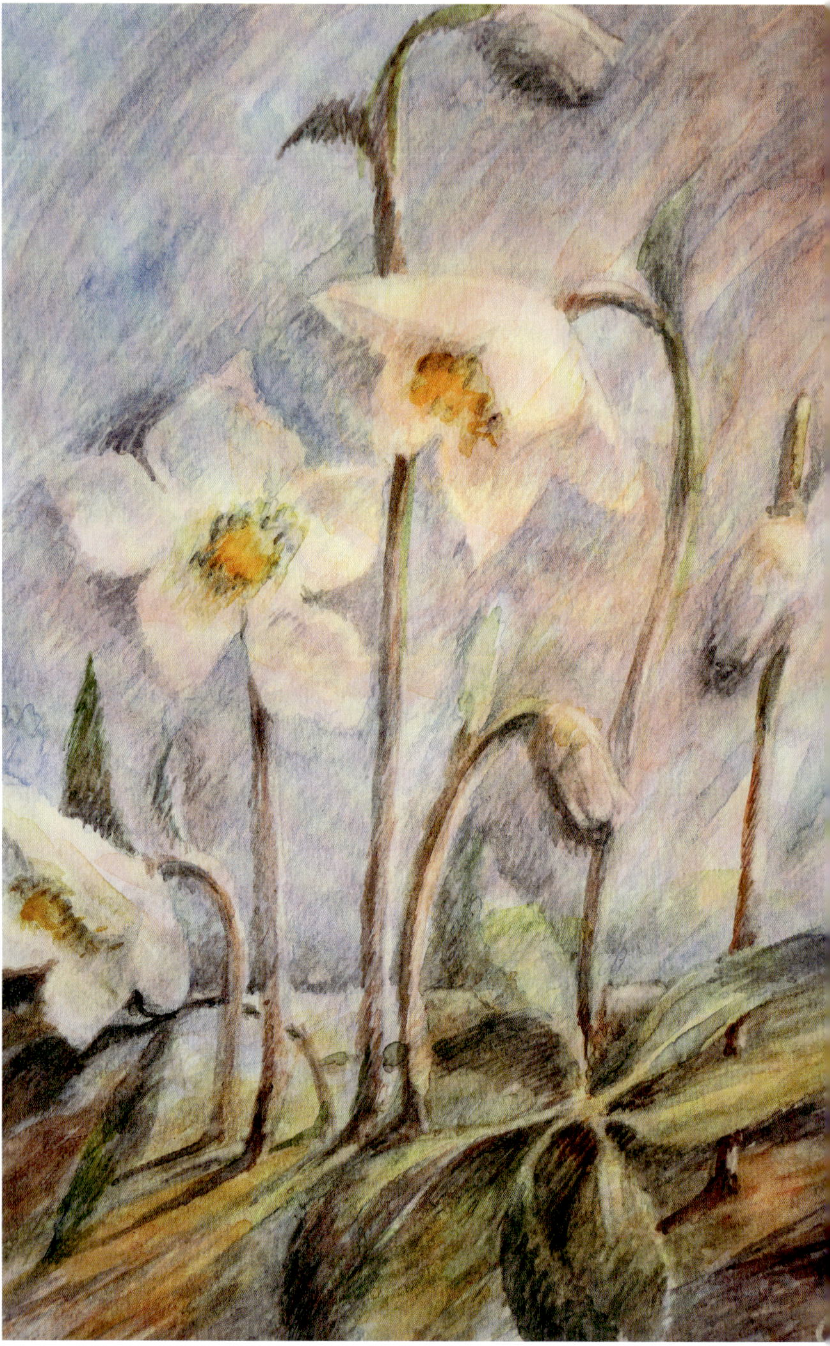

... Die Christrose als Krebsheilpflanze

Wenn die Christrose blüht ...

2002 erschien der Roman »Une année de neige« (dt. »Wenn die Christrose blüht«) des Franzosen Christian Signol, der wie die Legende von Selma Lagerlöf tief ans Herz geht. Der Titelheld, Sébastien, ist zehn Jahre alt und an einer Leukämie erkrankt. Seine Mutter liebt ihn sehr, trotzdem will er nur eines: aufs Land zu seinen Großeltern und dort all seine Ängste vergessen. Nur weg aus der grauen, tristen Trabantenstadt von Paris! Er ist davon überzeugt, dass er in der herrlichen Natur die Kraft finden wird, die heimtückische Krankheit zu besiegen. Auf dem kleinen gemütlichen Bauernhof in der Provinz durchlebt Sébastien Phasen von tiefster Entmutigung, aber auch der schlichten Freuden des Alltags und dem Zauber der Natur, den ihm sein Großvater nahe bringt. Er ist es auch, der ihm von der Zauberkraft der Christrose erzählt, die im Verborgenen blüht und über magische Kräfte verfügt, um ihm Heilung zu bringen. Im Glauben an seine Heilung durch diese Blume und trotz anfänglicher Rückschläge gelingt es Sébastien zusammen mit der modernen Medizin, seine Erkrankung zu überwinden.

Diese Geschichte kann uns Weisung sein, ihrer viel öfter in der Tumortherapie zu gedenken.

Ausgangspunkt aller anthroposophischen Krebsforschung ist ein Hinweis von Rudolf Steiner, dass »Pflanzen, die es angemessen finden für sich, ihre Blüten im Winter zu treiben, eben ähnliche Wirkungen haben müssen«. Pflanzen, die also zu einer jahreszeitlich gesehen falschen Zeit wachsen und gedeihen, zeigen uns etwas, das ähnlich im Krebsprozess abläuft, wo eben auch zur Unzeit noch Wachstumsprozesse im Körper ablaufen. Als primär dem Alter vorbehaltene Erkrankung offenbart die Krebserkrankung Wachstumsprozesse, die ihre physiologische Zeit eher in der Embryonalentwicklung besitzen und gerade nicht mehr im Alter vonstatten gehen sollten.

Im weiteren Kontext geht Rudolf Steiner dann auf die Christrose als neben der Mistel bedeutendsten Winterblüher ein und berichtet:

»Da braucht man ja denn die Versuchsreihe nur auszudehnen auf so etwas wie zum Beispiel *Helleborus niger*, die gewöhnliche Christblume, und man wird finden, dass man in der Tat ganz ähnliche Wirkungen erzielt. Nur muss man den ganzen Gegensatz in Betracht ziehen, wie ich ihn Ihnen wenigstens vorläufig schon charakterisiert habe, zwischen dem Männlichen und dem Weiblichen. Sodass man mit *Helleborus niger* kaum Wirkungen, stark sichtbare Wirkungen bei Frauen erzielen wird, aber immerhin vernehmbare Wirkungen bei der Mannesnatur, wenn Geschwulstbildungen vorliegen und man in ähnlicher Weise versucht, eine höhere Potenzierung zu bekommen, wie ich es für das Viscum angegeben habe.«

Es ist nun sicherlich die Wortwahl »immerhin vernehmbare Wirkungen bei der Mannesnatur«, die das Interesse an der Christrose in den ersten Jahrzehnten des letzten Jahrhunderts nicht sonderlich groß werden ließ. Es verwundert daher kaum, dass diesen Hinweisen anfänglich nur wenig nachgegangen worden ist. Allerdings wird schon in den 1940er-Jahren von einigen kleineren Erfolgen berichtet. So schreibt Kaelin: »Als Beispiele seien angeführt: Magenkarzinom in kachektischem Stadium mit Ödem der Füße. Es gelang regelmäßig und in mehreren Wiederholungen, durch eine Injektion mit Helleborus niger D5 0,5 ccm subkutan, das Ödem zu beseitigen und den Zustand vorübergehend sehr erträglich zu gestalten. – Auch ein ganz vorgeschrittenes Lungenkarzinom mit Ödemen verlor dieselben prompt und fand große Erleichterung mit Helleborus D5 0,5 ccm. – Ein alter Mann mit einem tiefen Ulcus rodens am Ohr, das ihm rasende Schmerzen verursachte, fand nach Behandlung mit Injektionen mit Helleborus niger D15 große Erleichterung und längere Schmerzfreiheit, ohne dass es gelang, den Tumor selbst zu beeinflussen.«

Erst in den 1980-Jahren finden sich schüchtern erneut »vernehmbare« erste Hinweise bei Gustav Brunk in einem Artikel zu den Winterblühern und später bei der Firma Helixor® durch einen ausführlichen Forschungsbericht zur Christrose von Goedings und Schlodder aus dem Jahre 1987/88.

Viel mehr an Berichten sind aber selbst in der anthroposophischen Medizin bis zum Jahre 2010 kaum bekannt geworden. Vielleicht, weil es kaum glaubhaft erscheint, dass eine so schön ordentlich am Boden verankerte Pflanze wie die Christrose, die aber im Gegensatz zur Mistel über keine Schmarotzereigenschafen verfügt, eine Bedeutung in der Krebstherapie haben soll.

Es bedarf hier weiterer grundlegender Erläuterungen von Rudolf Steiner zum Krebsgeschehen, um einem Verständnis näher zu kommen. Die anthroposophische Medizin geht von vier Systemen aus, die den Menschen konstituieren:

- der physische Leib, den die Schulmedizin erforscht;
- der ätherisch-wässrige Leib, den wir gemeinsam mit Tier und Pflanze in uns tragen und der die Zirkulation des Gewebewassers anregt (Beispiel Ödembildung bei Zirkulationsschwäche);
- der Seelen- oder Astralleib, der uns gemeinsam mit den Tieren beseelt und den Bereich des Luftigen im Menschen betrifft (Beispiel Asthma mit Atemnot und Angst!);
- die Ich-Organisation oder der Wärmeleib, der unser Ich trägt (Beispiel Bewusstlosigkeit bei Hypo- oder Hyperthermie).

Der Mensch wird also hier ähnlich unserem naiven Naturerleben gesehen. Das Jahr bekommt sein Gepräge vom Sonnenlauf und seiner Wärme. Ohne Zentralgestirn Sonne kann kein Leben sein und ohne (Herzens-)Wärme kein Mensch! Im Luftelement erleben wir durchaus viele emotionale Spannungsverhältnisse (Sturm oder laues Lüftchen). Im Wässrigen sehen wir Lebendigkeit in der Säfteströmung wie im Gebirgsbach oder auch dem trägen Dahinfließen eines großen Flusses. Dieses Systemdenken analog der Natur den Menschen zu verstehen, ist der Medizin bis in die Neuzeit hin immanent gewesen und hat ihre Entsprechung in den Temperamenten. Zu viel Wärme = Cholerik, zu viel Luft = Sanguinik, zu viel Wasser = Phlegmatik, zu viel Erde = Melancholik. Je nach Temperament wird eines der vier Systeme hervorragen, aber immer wird unser Menschsein von diesen vier Systemen abhängig sein. Sie sollten in- und miteinander wirken. In der Krebserkrankung sieht Steiner aber doch eine zunehmende Entkopplung eines bestimmten Organs von den übergeordneten Qualitäten Wärmeorganisation und Seele und teilweise auch des Ätherleibes. Die Physis und später auch die wässrig-funktionelle Ebene wuchern ohne adäquate Kontrolle durch die übergeordneten Instanzen Seele und Geist. Dieses bedingt den therapeutischen Grundansatz in der Misteltherapie, heftiges Fieber zu erzeugen, um die Herrschaft des Geistes und der damit in Beziehung stehenden Wärmeprozesse und der Seele über den materiellen Wucherungsprozess zurückzuerlangen. Krebstherapie sollte primär Fiebertherapie sein. Ohne diesen Ansatz »verwässert« sie sich.

An anderer Stelle gibt Steiner weitere Erläuterungen in der Entwicklung der Krebserkrankung. Nach seinen Forschungen besteht eine Spannung zwischen einer unsichtbaren stark seelisch geprägten Nierenstrahlung und einer vom Kopf ausgehenden Kraft. Beide müssen sich konstruktiv miteinander verbinden. Die astrale Nierenstrahlung und das Kopfsystem stehen fortwährend in Verbindung und formen zusammen die Organe des menschlichen Körpers. Wenn in diesem Verhältnis zwischen Kopf- und Nierenstrahlung eine Störung eintritt, besonders aber die Nierenstrahlung sich abschwächt und die Kopftätigkeit überwiegt, entstehen geschwulstartige Bildungen.

Entscheidend sind demnach – neben dem Übergewicht der Kopfkräfte – in der Überwindung einer Krebskrankheit die in der Niere verankerten seelischen Kräfte. Sie gilt es zu stärken. Die seelische Präsenz im »unteren Menschen«, wie es die alten Ärzte gesagt hätten, muss erhöht werden. Nun haben wir aber beim Durchgang durch die

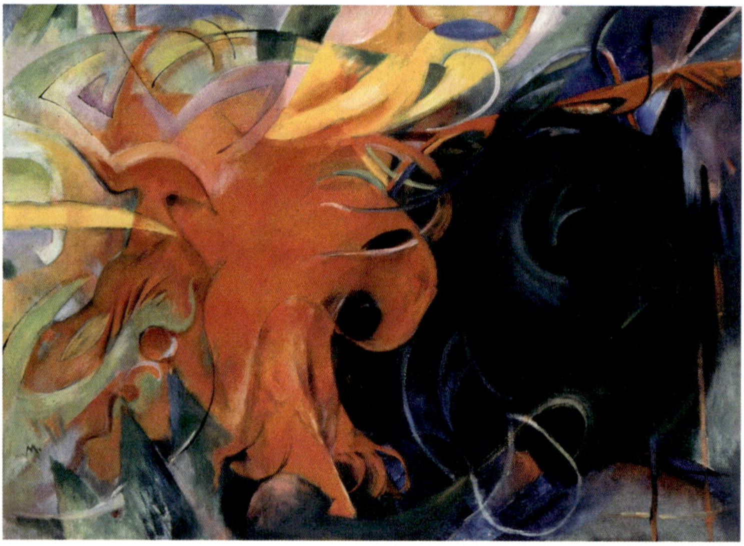

Die Polarität von Kopf- und Bauchkräften spiegelt sich schön in Franz Marcs »Kämpfende Formen«.

Geschichte der Christrosentherapie bei Hippokrates und Paracelsus und in der Homöopathie sehen können, dass genau dieser Stärkung des »unteren Menschen« schon bei den Alten eine Haupteigenschaft der Christrose darstellt.

Die Christrose heilt vor allem durch Kräftigung der inneren seelischen Strahlkraft der Niere und müsste damit eine ausgezeichnete Wirkung in der Anregung derselben haben. Hingegen scheint die Wirkung der Mistel eher vom oberen Menschen auszugehen. Daher haben im Zusammenspiel mit der Christrose die hohen und höchsten Potenzen der Mistel in der Krebstherapie eine entscheidende Rolle inne. Wir werden sehen, dass diese Gedanken sich tatsächlich in der konkreten Krebstherapie als richtig erweisen und die Christrose vor allem bei den Tumoren der Mitte, also da, wo sich Kopf- und Bauchstrahlung begegnen, und in der Therapie der männlichen Geschlechtsorgane eine große Hilfe darstellt.

»Von Jesse kam die Art«

Die grundlegenden Zellexperimente von Patrick Jesse

Um ein pflanzliches oder auch chemisches Arzneimittel in der Krebstherapie zuzulassen, sind heute Versuche in Zellkulturen unverzichtbar. Damit wird untersucht, ob eine Wirkung auf bestimmte Tumor-Zelllinien erzielt werden kann. Solchen Versuchen widmete sich Patrick Jesse an der Charité Berlin in den letzten Jahren. Er zeigte an drei Extrakten der Firmen Helixor, WALA und Hiscia, dass *Helleborus niger* eine wachstumshemmende Wirkung auf verschiedene Tumor-Zelllinien hat. Nachweislich konnte ein programmierter Zelltod, die Apoptose, durch Helleborusextrakte hervorgerufen werden. Diese gelingt sowohl mit Präparaten aus der Wurzel, als auch den Blättern und der Blüte. Die diese Wirkung auslösenden Einzelkomponenten des Extraktes sind bisher noch nicht bekannt. Die Wurzeln und Blätter weisen aber die stärkste Wirkung auf. Exemplarisch konnte dieses an Lymphom- und Leukämieextrakten gezeigt werden. Das Extrakt der Christrose hat also den entscheidenden modernen Test in der Suche nach Krebsheilmitteln im Labor bestanden.

Hoden- und Eierstockkrebs

Folgende Fälle sollen die Wirksamkeit der homöopathisierten Christrose in Verbindung mit der Gabe einer (homöopathisierten) Mistel beim Hoden- und Eierstockskrebs illustrieren.

Fallbeispiel *Bei einem vierzigjährigen Patienten war ein Hodentumor operativ entfernt worden. Trotz einer im Anschluss durchgeführten Chemotherapie fanden sich nur wenige Monate später eine Lymphknotenmetastase in der Lunge sowie eine weitere Lymphknotenmetastase in der Nähe der Bauchaorta. Der große Lymphknoten konnte durch die Bauchdecke hindurch walnussgroß getastet werden. Auch bestanden zahlreiche geschwollene und verbackene Lymphknoten in der Leiste. Eine weitere Chemotherapie wollte der Patient nicht durchführen. Daher erfolgte eine Therapie mit der Apfelmistel Iscucin® mali H, später dann in aufsteigender Potenzierung 1-mal pro Woche sowie mit der Christrose Helleborus niger Helixor® D3 1-mal pro Woche subcutan.*

Bereits auf die erste Mistelinjektion kam es am nächsten Tage zu heftigem Fieber bis 39,5 Grad. Nach dem Spritzen des Mistelpräparats wurde der paraaortale Lymphknoten für zwei bis drei Tage größer. Fünf Tage später erfolgte erstmalig eine Injektion Helleborus niger Helixor® D3 in den Unterleib. Direkt danach verspürte der Patient ein Wärmegefühl im Unterleib. Wenige Stunden später hingegen kam es zu einer massiven Übelkeit und Erbrechen wie nach einer Chemotherapie. Knotige Anschwellung der Injektionsstelle. Es waren also auf beide Maßnahmen heftige Reaktionen zu finden. Bereits wenige Wochen später zeigten sich klinisch die Lymphknoten rückläufig und auch der paraaortale Lymphknoten ließ sich alsbald nicht mehr ertasten. Bei einer erneuten CT-Thorax-Kontrolle sechs Wochen nach Therapiebeginn war kein Hinweis auf eine Lungenmetastase mehr zu finden. Im MRT des Abdomens acht Wochen nach Beginn der Therapie konnten keine Lymphknoten mehr abgegrenzt werden. Es erübrigt sich zu sagen, dass das Wohlbefinden des Patienten wesentlich gebessert ist und nun schon seit fünf Jahren anhält, ohne dass seither irgendein pathologischer Befund erhoben werden konnte.

Bei Tumoren des Urogenitaltrakts, die auch die Prostata mit einschließen, scheint die Christrose durchaus eine wichtige Rolle spielen zu können. Das wird durch die Erfahrung gestützt, dass nach Injektionen mit der Christrose in eher tiefen Potenzen D3 und D4 bereits mehrfach bei meinen Patienten Hodenschwellungen oder auch Nebenhodenentzündungen aufgetreten sind. In einem Fall von einem Hodenkarzinom kam es sogar regelmäßig reproduzierbar nach den Injektionen zu heftigen Nebenhodenentzündungen der anderen gesunden Seite. Umgekehrt ist diese Erfahrung bei anderen Erkrankungen des Alters gut nutzbar dahingehend, dass eine Neigung zu Hodenschwellungen oder Nebenhodenentzündungen ein wichtiger Hinweis auf die homöopathische Therapie mit einem Christrosenpräparat sein kann. Dies zeigte sich bereits bei der Besprechung eines Schlaganfallpatienten.

Da sich Hodenkarzinome aktuell recht gut durch die Operation und Chemotherapie behandeln lassen, ist die Christrose eher eine letzte Option, wenn sich nur schwer beeinflussbare Metastasen finden.

Eher seltener ist die Christrose eine Option für die weiblichen Keimdrüsen, also das Ovarialkarzinom, vor allem wenn sich eine Bauchwassersucht, Ascitis genannt, einfindet. Dabei ist die Wirkung in der Regel nicht so deutlich »vernehmbar« wie bei den Keimdrüsen des Mannes. Insofern sind die erstaunlich klaren Angaben von Rudolf Steiner, »sodass man mit Helleborus niger kaum Wirkungen, stark sichtbare Wirkungen bei Frauen erzielen wird, aber immerhin vernehmbare Wirkungen bei der Mannesnatur« bezüglich des Urogenitalbereichs absolut richtig. An anderen Orten hingegen, wie bei den Hirntumoren oder auch den Tumoren der Lunge, ist die Wirkung sowohl bei Männern als auch Frauen klar erkenntlich.

Fallbeispiel *Betrachtet sei zunächst eine siebenundsechzigjährige Patientin mit einem schlecht differenzierten Ovarialkarzinom beidseits mit primärer Ascitisbildung (Bauchwassersucht).*

Diese Patientin hatte anfänglich eine schmerzhafte Schwellung im Bauch verspürt, die sich dann leider als weit fortgeschrittener Eierstockkrebs herausstellte. Nach der umfassenden Operation entwickelte die Patientin eine Lungenembolie. Wenige Wochen später erfolgte der erste Zyklus einer Chemotherapie. Da sie sich noch nicht ganz von den Folgen der Operation erholt hatte, entwickelte sie eine Fatigue-Symptomatik (Erschöpfung) sowie eine mittelschwere Depression. Die daraufhin angesetzte Therapie mit der Weidenmistel konnte sie nur wenig in ihrer Schwäche bessern. Auch begann der Ascitis bei paralleler weiterer Gewichtsabnahme an Größe zuzunehmen. Täglich mussten anfänglich fünf Liter, dann bis zu zweieinhalb Liter abpunktiert werden. Nach Beginn eines zweiten

Chemotherapiezyklus mit Carboplatin/Paclitaxel kam es während des Durchlaufs zu einem plötzlichen Schockgeschehen mit Herzversagen. Die sofortige Reanimation und Intubation zeigten aber Erfolg. Erneut trat der Ascitis in den Vordergrund, sodass in den nächsten Wochen wiederum bis zu zweieinhalb Liter pro Tag abgelassen werden mussten. Die Kräfte der Patientin nahmen weiter ab. Die Frage nach ihrem Tode war realistisch nur noch in Tagen zu beantworten.

Daraufhin injizierte ich in einem letzten geradezu verzweifelten Versuch Helleborus niger Helixor® D4 1-malig subcutan in die Bauchdecke. Binnen eines Tages kam es zu einer massiven Entzündung und Schwellung sowie Fieber bis 40 Grad mit Maximum gegen 14–15 Uhr für die Dauer von einer Woche. Bei Verdacht auf bakterienbedingte Blutvergiftung konnte kein Keimnachweis erbracht werden. Im Anschluss an das Fieber besserte sich der Zustand stetig. Der Ascitis bildete sich zurück und war alsbald nicht mehr sonografisch aufzufinden. Die Tumorwerte gingen auf Normwerte zurück. Die sonografischen Kontrollen zeigten im ersten Jahr ein unauffälliges Bild. Die Patientin erholte sich und führt die Christrosen- und Weidenmisteltherapie nunmehr schon seit vier Jahren weiter. Bei dem nach einem Jahr wieder neu gefundenen Tumormarkeranstieg und erneuter Metastasenbildung hilft nun zuverlässig die Chemotherapie mit Carboplatin und Paclitaxel.

Der Verlauf hat uns alle überrascht. Nüchtern betrachtet passt er aber wieder ins Bild: Das vorherige Schockereignis unter der Chemotherapie, der Ascitis, die Depression und auch die langanhaltende reaktive Fiebererscheinung sind typische Wirkungen der Christrose.

Hirntumoren

Der Einsatz der Christrose ist beim Ovarialtumor eher selten und in der Regel wenig zufriedenstellend. Hingegen liegen schon einige Falldokumentationen der Pflanze bei den Hirntumoren von unterschiedlichen Autoren vor. Beispielhaft seien einige Fälle kurz vorgestellt.

••• **Fallbeispiel** *Christoph Tautz, Gemeinschaftskrankenhaus Herdecke, berichtet von einem zweijährigen Jungen: »Bei ihm wurde ein diffuses Astrozytom im Bereich des Mittelhirnes (Pons) diagnostiziert, das mit einem schweren triventrikulären Hydrocephalus einherging. Der Junge war* *neurologisch auffällig (unter anderem muskuläre Hypotonie, Ataxie, Intentionstremor, alternierender konvergenter Strabismus, bilaterale Schwäche des Nervus abducens). Ein ventrikulo-peritonealer Shunt wurde angelegt und eine stereotaktische Biopsie entnommen und histologisch untersucht (fibrilläres Astrozytom WHO Grad II). Wegen des histologischen Befundes sowie der Lokalisation und Größe des Tumors und des Alters des Kindes wurden keine chirurgischen, chemotherapeutischen oder radiologischen Behandlungsversuche unternommen.«*

Von C. Tautz wurde eine Behandlung mit der Kiefernmistel, homöopathisiertem Silber und Quarz und Klee durchgeführt und nach drei Monaten der Therapie durch die Christrose in der D2 ersetzt. Dieses Therapieregime wurde alle drei Monate gewechselt. In den weiteren Jahren bildete sich das Krankheitsbild sukzessive zurück. Bei einer MRT-Kontrolle im Alter von dreieinhalb Jahren war der Tumor bereits rückläufig. Bei einer weiteren Kontrolle mit sechs war der Tumor nicht mehr sichtbar. Der Junge hatte sich auch neurologisch altersentsprechend weiterentwickelt und musste von der Feuerwehr nur einmal aus einem Kirschbaum gerettet werden. Es handelt sich erst um den zweiten in der Weltliteratur beschriebenen kompletten Rückgang eines Hirnstammtumors.

Die immer wieder gut zu erlebende Wirkung der Christrose auf die Hirntumoren in Verbindung mit hoch potenzierten Misteln sei auch an dem folgenden Beispiel aus meiner Hand illustriert.

••• **Fallbeispiel** *Es handelt sich um einen vierzigjährigen ärztlichen Kollegen mit der Diagnose eines Hirntumors (anaplastisches Astrozytom WHO-Grad III).*

Dieser Patient hatte ohne Ende unter permanentem Stress gearbeitet, sodass das Diensthandy über viele Jahre auch zur Nacht stets nahe an seinem Kopfe zu liegen kam. Begonnen hatte die Erkrankung mit Schwindelerscheinungen und dumpfen Schmerzen im Hinterkopf sowie Störungen beim Greifen. Es erfolgte eine operative Entfernung mit anschließender Bestrahlung des Kopfes. Einmal pro Monat erhielt er eine Chemotherapie mit Temodal. Bei der Vorstellung klagte er über Konzentrationsstörungen, Magendrücken und Sodbrennen. Eine Gedächtnisschwäche für Namen habe sich nun ausgebildet. Ein metallischer Geschmack im Mund sowie Beine wie Blei morgens bestehen seit der Chemotherapie.

Dieser Patient erhielt nunmehr ergänzend alternierend die Eschen- und die Kiefernmistel in einer hohen homöopathischen Potenzierung. Zur

Verbesserung der Konzentrationsstörungen und als Hirnödemprophylaxe ergänzend die Christrose Helleborus niger Helixor® D30. Weitere Arzneien waren die Walnuss als Juglans regia comp. WALA® und der Ginseng. Schon bald ging es ihm trotz unveränderter Chemotherapie besser.

Nach achtzehn von dreißig geplanten Zyklen brach er die Chemotherapie ab – und führte lediglich die Mistel-Christrosentherapie unverändert weiter fort. In den jährlichen Kontrollen der letzten fünf Jahre waren keinerlei Hinweise für ein Wiederauftreten (Rezidiv). In diesen fünf Jahren hat der Patient seine Praxis keinen Tag geschlossen und durchgehend weitergearbeitet.

Der Regelfall eines Hirntumorpatienten bzw. eines Patienten mit Hirnmetastasen findet sich aber eher in einem Beispiel des Internisten und jetzigen Leiters der Paracelsusklinik in Bad Liebenzell Thomas Breitkreuz beschrieben.

Fallbeispiel *Bei einer neunundvierzigjährigen Patientin war ein Tumor der Lunge in das Gehirn und in die Leber metastasiert. Sie wurde am Kopf bestrahlt und einer Chemotherapie mit Carboplatin und Taxol unterzogen. Bereits kurze Zeit nach dieser Therapie kam es zu einem Rezidiv. Dieses wurde erneut mit einer Chemotherapie behandelt (Vinorelbin/Gemcitabine). Ein Jahr nach Ausbruch der Erkrankung waren wieder zahlreiche Metastasen im Großhirn und Kleinhirn sichtbar. Parallel war es zu ersten neurologischen Ausfallerscheinungen gekommen. Die Patientin wurde rollstuhlpflichtig und klagte über Sprachstörungen, Kopfschmerzen, Erbrechen und Gedächtnis- und Konzentrationsstörungen. Thomas Breitkreuz wechselte nun zwischen der Mandelmistel in homöopathischer Dosierung, Quarz und Arnica sowie der Christrose in D6 als in die Venen verabreichten Präparaten sowie Nux vomica und Stibium metallicum als oralen Präparaten ab.*

Bereits nach zwei Wochen besserte sich die Wachheit. Die Kopfschmerzen und die Übelkeit ließen nach, aber auch die Gangunsicherheiten und die Koordinationsstörungen verbesserten sich. In den nächsten Monaten wurden die Medikamente im häuslichen Bereich weiter injiziert. Die Patientin konnte noch fünf Monate bei relativ gutem Befinden leben und verstarb in häuslicher Umgebung.

Es lassen sich hier wieder leicht die auf die Christrose hinweisenden Symptome wie Konzentrationsstörungen, Verlangsamung und Sprachstörungen finden – typische Symptome von Patienten in weit fortgeschrittenen Phasen eines Karzinoms sowie nach Chemotherapie und Bestrahlung.

Nebenwirkungen von Chemo- und Strahlentherapie

Überhaupt sind es die Nebenwirkungen einer Bestrahlung oder eben auch einer Chemotherapie, die sich unter der Christrose fast regelmäßig ganz erheblich verbessern. Die Onkologin Marion Debus berichtet diesbezüglich über zwei beispielgebende Fälle.

••• **Fallbeispiel** *Bei einem siebenundfünfzigjährigen Patienten war ein lokal fortgeschrittenes kleinzelliges Bronchialkarzinom mit mehreren Zyklen einer Chemotherapie (vor allem Cisplatin/Etoposid) behandelt worden. Eine perkutane Strahlentherapie am Ort des Tumors sowie eine prophylaktische Schädelbestrahlung schlossen sich an. Neun Monate nach Erstdiagnose ist der Tumor erneut progredient (fortschreitend). Eine weitere Chemotherapie mit Topotecan und paralleler Misteltherapie führte zu einer für diesen Tumor überraschend langen Rückbildung, die bislang bereits mehr als vier Jahre anhält. Nach der Schädelbestrahlung kam es zu Schwindel und Wortfindungsstörungen und Wesensveränderungen. Erst unter einer Therapie mit der Christrose in der D3 3-mal pro Woche subcutan erlebte der Patient eine wesentliche Verbesserung seiner geistigen Präsenz, die von seiner Frau so klar auf die Christrose zurückgeführt wurde, dass sie diese Therapie (und nur diese!) konsequent weiterführte.*

Überraschte bei diesem Patienten schon das unerwartet lange Überleben bei einer Erkrankung, die in der Regel sehr schnell zum Tod führt, dann aber auch die prompte Reaktion auf die Christrose. Wieder waren hier die typischen Christrosenzeichen vorhanden: Wortfindungsstörungen, Wesensveränderung, mangelnde geistige Präsenz.

Das typische und gefürchtete Phänomen Wesensveränderung nach einer Chemo- oder auch Strahlentherapie zeigt sich auch bei dem anderen von Marion Debus geschilderten Beispiel.

Fallbeispiel *Diese Patientin litt unter einem pleomorphzelligen Sarkom der Gebärmutter und Metastasen in der Lunge und konnte unter der Kombination aus einer oralen Chemotherapie (Trofosfamid) und einer Misteltherapie eine sehr gute Besserung (Remission) der Lungenmetastasen erfahren. Sie war aber jetzt durch ausgeprägte Konzentrationsprobleme beeinträchtigt, sodass sie sich nicht mehr als sich selbst empfand und vor allem darunter litt, als Pastorin keine Predigten mehr schreiben zu können. Schon nach der ersten Gabe von Helleborus niger D4 subcutan erlebte sie eine wesentliche Verbesserung des Konzentrationsvermögens und vermochte wieder geistig zu arbeiten. Unter dieser Kombination aus oraler Chemotherapie und Christrose – nunmehr in oraler Gabe – bleibt sie unverändert in Tumorrückbildung.*

Typische Sätze und Worte von Christrosenpatienten

Vor der Therapie	Nach der Therapie
Im Winter ist alles schlechter.	Keine Probleme
Ich kann darüber nicht sprechen.	Erzählfreude
Ich versuche es allen recht zu machen und erschöpfe mich dabei.	Ich kann mich auf mich selbst konzentrieren.
Ich habe Angst vor Ärzten.	Wie befreit, habe Vertrauen
Ich bin missbraucht worden.	Ich habe mit den Menschen, die mich missbraucht haben, gesprochen und den Kontakt wo nötig unterbunden.
Mutlosigkeit	Leichte, Weite, Mut
Enge-Gefühle	Jetzt Weite auch im Atmen

Lymphomerkrankungen

Die eigentliche Domäne einer Christrosentherapie sind jedoch die Lymphomerkrankungen und die Lungenkarzinome. Bevor nun zu diesem Bereich entsprechende Fallberichte gegeben werden, erscheint es notwendig, das Wesen eines Lymphoms begreiflich zu machen. Hierzu müssen wir verstehen, was eigentlich das lymphatische System darstellt. Lymphe kommt als Wort aus dem Griechischen und bedeutet klares Wasser. Es ist also ein wässriger Rahmen, der dieses System (wie auch die Hahnenfußgewächse) prägt. In diesem System ist nun unser spezifisches Immunsystem beheimatet, das sich nach der Geburt in Auseinandersetzung mit der Welt erst bildet. Noch der Neugeborene bekommt die notwendigen Antikörper von der Mutter über die Muttermilch geliehen und muss sich nun langsam, aber stetig mit der Welt auseinandersetzen und seine eigene innere Abwehrhülle aufbauen. Dieses geschieht vor allem in den Lymphozyten. Erst im direkten Kontakt mit einem Antigen der Außenwelt kann sich eine spezifische Abwehrzelle bilden. Das spezifische Immunsystem muss wie das ganze Kind selbst erst langsam »schulreif« werden und vielfältige Lernprozesse durchmachen. Das Lymphsystem als Ort des immunologischen Gedächtnisses ist also der Ort, wo wichtige unbewusste »Aus-ein-Ander-Setzungen« (das ist exakt das, was in den Keimzentren der B-Zellen passiert!) mit der Außenwelt gespeichert werden. Dieses bezieht von außen kommende traumatisierende Lebensereignisse mit ein. So ist bekannt, dass Natur- und Kriegskatastrophen sowie der Verlust von geliebten Angehörigen das Risiko für eine Lymphomerkrankung erhöhen.

Gerade in den Jahren bis zur Pubertät kann das Kind sogar wie vom Lymphsystem geprägt erscheinen. Mediziner sprechen dann vom »lymphatischen Typus« mit der wiederholten Neigung zu heftigen Mandelentzündungen, Lymphknotenschwellungen an Hals oder auch den anderen Organen wie dem Blinddarm. Lymphatisch geprägte Kinder und Erwachsene wirken verträumt und wenig erdenschwer, aber auch sympathisch der Außenwelt zugewandt, offen und strahlend. Hingegen fehlt es oft an Innenraum, an Selbstausdruck, an Kraft zum Ergreifen der eigenen Lebensaufgaben.

Bei Lymphomen ist also eine anhaltende Lymphknotenschwellung zu beobachten, so als ob eine in der Kindheit liegende Auseinandersetzung, die die Grundlage für die Erwachsenenwelt bildet, nicht vollzogen werden konnte und »liegen« geblieben ist.

Nun kann eine onkologische Erkrankung einerseits primär vom Lymphsystem ausgehen und dieses durchsetzen, was man dann Hodgkin oder auch Non-Hodgkin-Lymphom nennt und von da aus auch auf andere Gewebe des Körpers übergreifen. Andererseits kann eine Krebserkrankung primär an einem bestimmten Ort auftreten (Beispiel Brust- oder Prostatakrebs) und dann sekundär auch das Lymphgewebe betreffen und so die gefürchteten Lymphknotenmetastasen bilden, die die Prognose in der Regel erheblich verschlechtern. Solitäre Tumoren, also Tumoren, die noch nicht in die Lymphknoten gestreut haben, sind in der Regel einer Misteltherapie gut zugänglich, hingegen werden Tumoren, die primär aus dem »Wässrigen« kommen, also die Lymphome, vor allem sich mit dem Spezialisten für das Wässrigfeuchte, der Christrose, auseinandersetzen müssen. In den meisten Fällen überwiegen aber die Mischbilder, sodass alternierend Christrose und Mistel eingesetzt werden können. Dass so ein Vorgehen Sinn macht, konnten bereits einige anthroposophische Ärzte eindrucksvoll dokumentieren.

Der Internist Thomas Breitkreuz berichtet über einen dreiundsiebzigjährigen Patienten mit einem hochmalignen T-Zell-Non-Hodgkin-Lymphom Stadium IV.

Fallbeispiel *»Bei dem Patienten zeigten sich die typischen Lymphomerscheinungen: Lymphknoten- und Milzvergrößerung, rasanter Gewichtsverlust, Schwäche und leicht fiebrige Erscheinungen zusammen mit starker Angst und innerer Unruhe. Der Tumor hatte schon das Knochenmark durchsetzt, aber auch Herde in Lunge und nahe der Brustwirbelsäule gebildet.*

Die erste Therapie erfolgte (noch vor Eingang der definitiven Histologie) mit der Christrose in der D6 täglich subcutan, später 3-mal pro Woche subcutan sowie oralen Gaben von Stibium metallicum D6 und Vitis comp. Hierunter komplette Verbesserung des Hautbefundes, Entfieberung, Rückläufigkeit der Anämie und Gammopathie. Verbesserung von Appetit, Unruhe, Angst und innerer Haltlosigkeit.

Nach der definitiven Befundung wurden mit dem Patienten Behandlungsoptionen durchgesprochen und auch eine Chemotherapie nach dem CHOP-Schema durchgeführt. Schon nach drei Zyklen fanden sich nur noch zwei Lymphknoten im Mediastinum. Parallel unverändert Fortführung der Christrosentherapie, die nun aber um eine niedrig dosierte

Misteltherapie mit der Kiefernmistel ergänzt wurde. Nach dem sechsten Zyklus der Chemotherapie waren die Lymphknoten komplett verschwunden – eine komplette Remission. Nach dem siebten Zyklus traten aber wieder schlagartig eine generalisierte Lymphknotenschwellung und eine Gewichtsabnahme sowie Nachtschweiß auf. Darauf wurde die Chemotherapie abgebrochen. Der Patient entschied sich nun allein für die Christrosentherapie in der D6 1-mal täglich subcutan. Dazu Blei als Plumbum metallicum D20 und zur Stärkung des Herzens Aurum/Cardiodoron. Bereits nach drei Wochen kam es zu einer erneuten kompletten Remission des Hautbefundes. Nach ergänzender lokoregionärer Hyperthermie war eine komplette Normalisierung des Lymphknotenbefundes erzielt. Der Patient erreichte wieder seine normale Leistungsfähigkeit. Zehn Monate nach Erstdiagnose war der Patient auch nach Aussage der bildgebenden Diagnostik ohne jeglichen Befund. Ein knappes halbes Jahr später kam es erneut zu einem Rezidiv mit Husten, Nachtschweiß, Lymphknotenschwellungen und Gewichtsabnahme. Der Patient hatte (weil es ihm so gut gegangen war) auf die Injektionen mit der Christrose seit drei Monaten verzichtet. Auf das erneute Ansetzen von Helleborus niger D6 und Plumbum metallicum D6 als subcutan Injektionen war er binnen vierzehn Tagen erneut komplett beschwerdefrei«, so Breitkreuz.

Es sind solche Berichte, die zweifelsfrei belegen, dass der Grundgedanke Christrose bei Lymphomen richtig ist. Dreimal konnten hintereinander bei einem Patienten, der durch die Chemotherapie eher sogar geschwächt worden war, durch die Christrose und zwar nur durch die Christrose in Verbindung mit homöopathisiertem Blei komplette Remissionen in kürzester Zeit bei gutem bis sehr gutem Wohlbefinden erreicht werden.

Polarität Mistel vs. Christrose (nach Thomas Breitkreuz, Marion Debus, Christof Schnürer, Dietrich Schlodder)	
Misteltypus	**Christrosentypus**
Karzinomtypus	Lymphomtypus, aber auch HIV/Aids
Untertemperatur oder wenig Fieber, wenig Entzündungsaktivität	Subfebril bis febril, Tumorfieber, Kachexie, ausgeprägte Entzündungsneigung
Zentripetale Geste »Schwere« und Verhärtung	Zentrifugale Geste »Leichte« und Auflösung
Eher lokale Tumoren, eher ältere Patienten	Tumor im Lymphsystem oder stark generalisiert, frühzeitige Metastasen, auflösend aggressive Tumoren, akute Leukosen, lungenbetonte Metastasierung, Tumoren des mittleren Menschen, Karzinome bei jungen vitalen Patienten
Bild der Verhärtung	Bild der Entzündung
Adynamie, fatigue	Unruhe, Flattrigkeit, Erschöpfung, Überforderung
Kommt körperlich nicht in Gang	Kann sich seelisch nicht konzentrieren
Depressivität, hypochondrisch, introvertiert	Extrovertiert, Angst, Verlust der Mitte, Verlust des »Schwerpunkts«
Konstitution eher trocken-kalt, neurasthenisch	Konstitution vom wässrigen geprägt: »vollsaftig«, Ergussbildung, Ödeme, hysterisch

Von ähnlich erfreulichen Verläufen berichtet die Onkologin Marion Debus. Sie kann darüber hinaus an ihren Beispielen zeigen, dass neben den Lymphomen auch Patientinnen mit Melanomen und Brustkrebs immer wieder von der ergänzenden Christrosengabe profitieren. Die Patienten sprechen nach den Christrosengaben von dem Gefühl, mehr in sich zu ruhen, zentriert zu werden, »herunter zu kommen« oder auch, die Christrose »macht breiter«. Patienten können sich dann besser abgrenzen, wirken ruhiger und können distanzierter die Dinge betrachten. Andere sprechen von dem Gefühl einer besseren Verankerung im Körper. Sie können leichter Nein sagen. Allgemein scheint die D6 sehr gut bei eher kräftigem Körperbau vertragen zu werden, hingegen erweist sich die D12 als Dosierung der Wahl bei eher schlankem grazilen Körperbau. Bei einer der von ihr geschilderten Patientinnen von hagerem Körperbau kommt es unter einer D6 zu Halluzinationen, einem Benommenheitsgefühl und dem Empfinden vollständig ausgetrocknet zu sein mit begleitendem Durstgefühl. Unter einer D12 fühlt sie sich dann wieder besser im Leib verankert.

••• **Fallbeispiel** *In einem ihrer Beispiele berichtet Marion Debus von einer achtundsechzigjährigen Patientin, die unter einem diffus-großzelligen B-Non-Hodgkin-Lymphom erkrankte. Schon elf Jahre vorher war sie an einem Mammakarzinom erkrankt, das mit Chemotherapie und Radiatio behandelt worden war. Unter einer erneuten Chemotherapie in Verbindung mit einer Kiefernmistel konnte dann eine erstaunlich lange gänzliche Remission erzielt werden. Sie litt aber weiterhin als stark anteilnehmende Patientin an Vorgängen ihrer Umgebung und konnte sich von dieser kaum abgrenzen. Verschiedene Maßnahmen, ihre Ängste zu beeinflussen, erbrachten keine wesentliche Besserung. Erst nach Hinzunahme von Helleborus niger D6 2-mal pro Woche subcutan berichtete sie von einer deutlichen Reduktion der Angstsymptomatik.*

••• **Fallbeispiel** *In gleicher Weise überaus erstaunlich dürfte der Verlauf bei einer siebzigjährigen Patientin aus meiner Praxis sein. Bei ihr war ein follikuläres Lymphom Grad III histologisch und dann auch durch bildgebende Verfahren gesichert worden. Eine ihr dringend ans Herz gelegte Chemotherapie verweigerte sie und führte ausschließlich eine Therapie mit der Kiefernmistel in potenzierter Form als Iscucin® Pini PR II sowie mit der Christrose Helleborus niger D12 Helixor® jeweils als subcutan Injek-*

tionen 1–2-mal pro Woche durch. Ergänzend erhielt sie noch die Herbstzeitlose als Colchicum comp. Weleda® in Tropfenform. Bereits nach einem halben Jahr zeigte sich eine deutliche Rückbildung im MRT um fünfzig Prozent. Die Kontrolle nach zwei Jahren ergab dann keinerlei Hinweise mehr für die Erkrankung.

Es ist aber nicht nur, dass die Erkrankung sich komplett zurückgebildet hat. Mehr noch fühlt sie sich seit der Therapie viel besser als in den vielen Jahren zuvor. Sie ist selbstbewusster und aktiver geworden, verfügt über mehr Lebensfreude und hat kaum noch über früher häufig aufgetretene Versagensängste zu klagen.

Letztlich scheint dieses Therapieregime für die Lymphome zumindest des Alters Vorbildcharakter zu haben. Bei den Frauen sind es eher die Kiefernmisteln im Zusammenspiel mit der Christrose, bei den Männern eher die Tannenmisteln im Zusammenspiel mit der Christrose, die zu diesen Erfolgen bei Lymphompatienten führen. Die Herbstzeitlose spielt die Dritte im Bunde. Sie hat ebenfalls eine entschiedene Wirkung auf Lymphknoten im Hals-Brustbereich und wirkt besonders, wenn Schilddrüsenerkrankungen vorbeschrieben sind (Struma) oder eine Strahlentherapie erfolgt war.

Therapie von Lymphomen (nur unter ärztlicher Begleitung!)	
1. Tannenmistel (eher Männer) (potenziert)	Kiefernmistel (eher Frauen) (potenziert)
2. Christrose D6–D12	
3. Colchicum e tuber D4–D12 bei halsnahen Lymphomen oder auch Colchicum comp. Weleda®	Lymphome nach Bestrahlung

Bronchialkarzinome

Der schon öfter erwähnte Lungenfacharzt Christof Schnürer war immer wieder überrascht von der positiven Wirkung der Christrose auf hartnäckige Atemwegsinfektionen, asthmatische Erscheinungen und andere schwere Lungenerkrankungen wie die Sarkoidose. Mehr aber noch liegt seines Erachtens der Mittelpunkt der Christrosenwirkung im Bronchialkarzinom und hier vor allem in der Behandlung des kleinzelligen Bronchialkarzinoms, das in der Regel keiner bisher bekannten Therapie und auch keiner Chemotherapie zugänglich ist. Tatsächlich ist dies eine Tumorart, die in der Regel sogleich mit einem Begleitödem (Pleuraerguss) auftritt, was – und wie wir sahen – eine Hauptindikation auch der Christrose darstellt.

••• **Fallbeispiel** *Schnürers persönliches »Schlüsselerlebnis« entstammt aus der Onkologie von einer jungen achtundzwanzigjährigen Frau, die nach der Geburt ihres ersten Kindes mit einem trotz chirurgischer Entfernung unheilbaren Bronchialkarzinom, zehrenden Fieberschüben und starken Schmerzen und Angst eingeliefert worden war. Prognostisch waren nur noch wenige Wochen zu erwarten. Auf die intravenöse Gabe von Helleborus niger D12 kam es zu einer raschen Entfieberung und alsbaldiger Entlassung nach Hause. Sie konnte dann noch ein Jahr häuslich bei ausreichend gutem Befinden tätig sein, dann kam es zu einer kurzen Verschlechterung und Tod.*

Dieser Verlauf war so primär nicht zu erwarten.

Ähnliche Erfahrungen durfte der bereits erwähnte Internist Thomas Breitkreuz machen.

••• **Fallbeispiel** *Er berichtet von einem zweiundsiebzigjährigen Patienten mit einem metastasierten kleinzelligen Bronchialkarzinom, der bei seiner ersten Vorstellung bereits unter Bluthusten, Nachtschweiß, Fieberschüben, Gewichtsverlust und Atemnot litt. Es bestand eine Tumoranämie und ein erheblicher Anstieg des spezifischen Tumormarkers NSE auf 85 ug/l. Der Tumor hatte zahlreiche Lymphknoten ergriffen, die sich im gesamten Brustraum befanden. Eine Chemotherapie lehnte er ab, sodass anfänglich nur mit Injektionen der Christrose in der D6 und ergänzend als Inhalation in der D12 gearbeitet wurde.*

> *»Innerhalb von sechs Wochen zeigte sich eine komplette Rückbildung des Bluthustens und des Fiebers bei paralleler Gewichtszunahme. Hingegen zeigte sich der Tumormarker weiter erhöht, es bildeten sich Knochen- und Lebermetastasen. Nun erfolgte neben der Christrose eine Misteltherapie mit der Eschenmistel Abnobaviscum fraxini 0,2 mg 3-mal pro Woche und dem Löwenzahn als Taraxacum stanno cultum Rh D3 Weleda subcutan. Mit dieser Therapie gelang es nun, ihn ganz erheblich zu verbessern. Kraft und Gewicht nahmen zu. Unverändert blieben aber die Lebermetastasen sowie Rippenbrüche durch Metastasen sowie auch Zunahme des Tumors in der Lunge. Erst jetzt stimmte der Patient einer ergänzenden Chemotherapie mit Cisplatin/Etoposid in reduzierter Dosis zu. Schon nach dem ersten Zyklus entwickelte sich der Tumor zurück. Nach sechs Zyklen binnen eines halben Jahres mit weiter reduzierter Dosis zeigte sich eine CT-kontrollierte komplette Rückbildung des Tumors. Der Tumormarker erreichte Normwerte. Dieser Zustand hält über acht Jahre(!) an bei unveränderter Therapie mit der Christrose und der Eschenmistel. Im neunten Jahr seiner Erkrankung ist der Patient durch eine Herzerkrankung eingeschränkt, ein Tumor ist aber weiter nicht nachweisbar. Ein fraglicher erneuter Tumorherd im rechten Unterlappen stellt sich nach Entnahme als Granulomgewebe heraus, hat also keine Beziehung mehr zum Tumor«, so Breitkreuz.*

Es sind solche Erfahrungen, aber auch die im Eingangskapitel von mir dargestellte Kasuistik zum kleinzelligen Bronchialkarzinom, die letztlich zwar nicht zweifelsfrei beweisen, aber deutlich darauf hinweisen, dass bei diesen Tumoren, die einer alleinigen Chemotherapie nur schwer zugänglich sind, der Kombination aus Christrose und Mistel eine Stellung als basistherapeutisches Grundkonzept zukommt. Bewährt haben sich die unten genannten Kombinationen, die neben der Christrose und der Mistel noch das Metall Zinnsilikat (Arandisit), das sich für die Lunge sehr bewährt und in manchen Fällen auch die Asche vom Tabak (Cinis tabaci) beinhaltet. In der Regel werden all diese Medikamente injiziert.

Basistherapie (kleinzelliges) Bronchialkarzinom oder Lungenmetastasen mit und ohne Chemotherapie und Bestrahlung (Erfahrungen nach Breitkreuz, Debus und Wilkens)	
Lindenmistel + Arandisit D15 + Helleborus niger D12	Adenokarzinom der Lunge bei weichherzigen Patienten
Ulmenmistel + Arandisit D15 + Cinis tabaci D20 + Helleborus niger D12	Kleinzelliges und nichtkleinzelliges Karzinom der Lunge bei ausgiebiger Raucheranamnese
Ahornmistel + Arandisit D15 + Helleborus niger	(Kleinzellige) Bronchialkarzinome bei hageren emotionsarmen Patienten
Kiefernmistel + Arandisit D15 + Helleborus niger D12	Ältere eher hagere Frauen mit Bronchialkarzinom oder Lungenmetastasen
Tannenmistel + Arandisit D15 + Helleborus niger D12	Ältere (eher streng wirkende) Männer mit Bronchialkarzinom oder Lungenmetastasen

Welche Herstellungsart bevorzugen?	**Indikation** (Erfahrungen Schnürer/Wilkens)
Helleborus niger in unterschiedlichen Potenzierungen als D, C oder LM-Potenzen entsprechend homöopathischem Arzneibuch aus der Wurzel	**Alle homöopathischen Indikationen entsprechend den homöopathischen Erfahrungen**; aber auch bei den Hirntumoren sind Wirkungen erzielbar.
Helleborus niger WALA e planta tota, also aus der ganzen Pflanze gewonnen und einem aufwendigen rhythmischen Prozess aus Wärme, Licht und Asche unterzogen	Alle homöopathischen Indikationen. Die Wirkung auf den mittleren Menschen, das »Blättrige« ist durch den Herstellungsprozess gesteigert. Findet damit **vor allem bei Demenz und bei ADS/ADHS bevorzugt Verwendung**
Helleborus niger Ampullen von Helixor®: einzige Christrose, die dem aufwendigen Prozess aus Sommer- und Wintersaft unterzogen worden ist, der erst die Wirkung gegen Krebs ausmacht. **Daher die grundlegende anthroposophische Christrose bei allen Krebserkrankungen**	Wohl das kraftvollste Christrosenpräparat, aber leider nur als Injektion erhältlich. Als Injektion subcutan und intravenös bei Tumoren, aber auch bei Depressionen und Ängsten sehr bewährt. Cave tiefe Potenzen D3 und D4 bei Injektionen ohne Krebsgeschehen: Nebenhodenentzündungen möglich
Helleborus niger e floribus (aus der Blüte)	Bisher noch nicht als Arznei erhältlich; diese Arznei dürfte eine großartige antidepressive Wirkung entfalten.

Eine weitere Verwandte der Christrose, *Helleborus foetidus*, könnte ebenfalls eine Rolle in der Onkologie spielen (bestimmte Formen der Leukämie, Behandlung der Folgen der Chemotherapie).[4] Dies bedarf jedoch noch der empirischen Bestätigung. Ein Präparat steht von der Firma Helixor zur Verfügung.

4 Versuche an Leukämie-Zellkulturen haben eine noch stärkere zelltoxische Wirkung nachgewiesen als bei der Christrose.

Mistel und Christrose

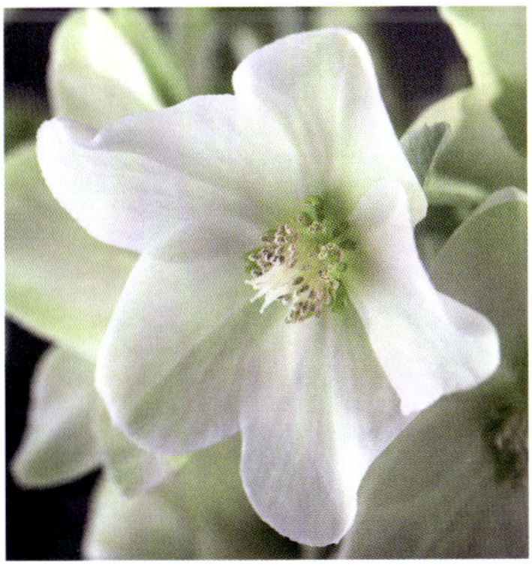

Die Christrose ist eine unschätzbare Hilfe bei Krebsleiden.

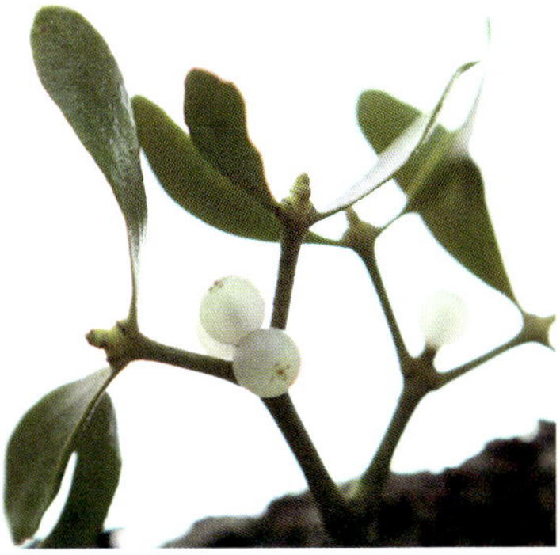

Die Mistel wird erfolgreich bei Krebs eingesetzt.

Als zuverlässigste und am meisten verwendete Alternative und/oder Ergänzung der herkömmlichen Krebstherapie hat sich die Misteltherapie grundsätzlich etabliert, wenngleich sie nach wie vor (unverständlicherweise) unter Wissenschaftlern umstritten ist. Es gäbe keine hinreichenden Beweise für ihre Wirksamkeit. So lange diese Menschen gesund bleiben, werden sie dieses weiter ex cathedra behaupten können. Anders wird dies, sollten die gleichen Menschen später einmal selbst erkranken und sich einer Krebstherapie unterziehen müssen. Da wird es ihnen eher so ergehen wie einem bekannten Lungenkrebsspezialisten, der auf die Frage, was er denn bei einem Tumor der Lunge bei sich selbst tun würde, spontan antwortete: »Ich würde die Mistel nehmen!«

Beide, Christrose wie auch Mistel, müssen einem bestimmten Prozess unterzogen werden, der Sommer- und Wintersaft mischt, um ihre Heilwirkung richtig zu entfalten. Bei der Pflanzenbetrachtung haben wir bereits darauf hinweisen können, dass der obere Mensch des Bewusstseins und der untere Mensch des Unbewusstseins wieder miteinander verbunden werden müssen. Ähnlich verbindet dieser Mischungsprozess die Kraft des Sommers mit der Kraft des Winters.

Betrachten wir zunächst in praktischen Beispielen die Möglichkeiten einer Misteltherapie, ehe ich auf ihre Ergänzung durch die Christrose eingehe.

Fallbeispiel *Es ist kurz vor Weihnachten. Ich bin bei einem Patienten auf der Palliativstation. Vor einem Jahr habe ich ihn kennenlernen dürfen. Damals – schon von der Krankheit gezeichnet – hat er mit Chemo- und Radiotherapie radikal gebrochen. Ein ehemaliger exzessiver Raucher und Händler Anfang fünfzig mit vielen Lebensabbrüchen, dessen Körper von Lungen- und Lebermetastasen bei der Grunddiagnose Sarkom (Weichteiltumor) zersetzt wird. Jetzt, nach einem Jahr allein mit der Ulmenmistel, ist er geschwächt, benötigt seit einigen Tagen Schmerzmittel, wirkt aber sehr wach, klar und dankbar für jeden Tag, den er noch leben darf. »Danke, dass Sie mir geholfen haben. Ich durfte einen Sommer und einen Herbst erleben, wo ich mich wie ohne Krankheit spürte, und die Ulmenmistel gab mir da regelmäßig Kraft. Diese Mistel ist ein echtes Geschenk … auch wenn ich jetzt sterben muss.«*

Fallbeispiel *Eine Patientin Ende vierzig kam in die Praxis. Vor drei Monaten erfuhr sie von ihrer Diagnose Pankreaskarzinom mit Lebermetastasen. Da bei dieser Erkrankung selbst die Chemotherapie nur wenige Monate an Lebenserwartungsgewinn erbringt und eine ausgezeichnete Studie zur Misteltherapie aus diesem Jahr 2013 klar zeigen konnte, dass die Eichenmistel hier in allen Belangen (Überlebenszeit und Lebensqualität sowie Schmerzen und natürlich auch den Kosten!) der konventionellen Therapie überlegen ist, entschied sie sich von Beginn an gegen eine Chemotherapie und Bestrahlung und führte eine Therapie allein mit der Eichen- und der Eschenmistel sowie einer homöopathischen Platinverbindung durch. Nach nunmehr drei Monaten der Therapie betrachteten wir gemeinsam fasziniert den Befund aus der Computertomografie: Rückgang der Metastasen und des Primärtumors in diesem kurzen Zeitraum um mehr als die Hälfte! Wie gesagt, ohne Chemotherapie oder Bestrahlung. Ihr Onkologe meinte zu diesem »Placeboerfolg« nur, dass es jetzt Zeit wäre, mit einer richtigen Therapie zu beginnen. Erst als der Tumor nach sechs Monaten weiter zurückging und kaum noch abgegrenzt werden konnte, erkundigte er sich neugierig nach der durchgeführten Therapie.*

Unbestritten, auch bei dieser Patientin wird die Lebenszeit vermutlich leider begrenzt sein, aber keine Spur von Verminderung der Lebensqualität wie so oft nach den konventionellen Therapien.

Fallbeispiel *Bei einem Hausbesuch traf ich einen Patienten Mitte siebzig mit einem ausgedehnten Rektumkarzinom mit Lungenmetastasen. Er kam vor zwei Jahren in die Praxis, völlig erschöpft und abgekämpft,* *einfach am Ende seines Weges, sodass nach mehreren Jahren der Chemotherapie nun selbst der Onkologe keine weitere Behandlungsmöglichkeit mehr sah und die Palliativpflege in den Vordergrund stellte. Vor mir stand ein alter Sportler und Kämpfer. Ich behandelte ihn abwechselnd mit einer Eichenmistel, dann auch der Ulmenmistel und immer wieder einer Zinnsilikatverbindung (Arandisit), die sich bei Lungen- und auch Lebermetastasen bestens bewährt. Schon nach wenigen Wochen ging es ihm besser, nach einigen Monaten so gut, dass er mir eines Tages eröffnete: »Herr Doktor, jetzt kann ich wieder Chemotherapie machen lassen.«*

Wie ihm geht es vielen Patienten. Sie glauben, dass die Mistel ein wenig die Lebensqualität erhöht, aber eben keine Wirksamkeit in der konkreten Tumortherapie hat. Ich achte seine Entscheidung und seinen Willen, und so bekommt er weiter seine Antikörpertherapie, und ich komme Woche für Woche vorbei, um die Mistel-Metall-Injektionen durchzuführen. Kurzum, auch diese Kombination ist möglich und der Wille des Patienten maßgeblich. Immerhin konnte er in der Kombination zwei Jahre an Überlebenszeit mit recht guter Lebensqualität gewinnen.

Mit Tido von Schoen-Angerer, einem ganz wunderbaren Kinderarzt aus Genf, treffe ich mich, um meine Erfahrungen mit der Weidenmistel beim Blasenkarzinom wissenschaftlich zu objektivieren. Gemeinsam betrachten wir die zwanzig Patienten der letzten Jahre, die ich bei einem Blasenkarzinom mit Injektionen aus der Weidenmistel und homöopathisiertem Silber ins Fieber gesetzt habe. Wir wollen diese Erfahrung nunmehr in einer wissenschaftlichen Publikation darstellen. Sieben dieser Patienten finden sich heute bei uns in der Klinik ein, um von ihren damaligen Erlebnissen zu berichten. Wie war es damals im Fieber und wie geht es ihnen heute? Geradezu einstimmig berichten sie von den gleichen Erfahrungen. Nach der Injektion der Weidenmistel im Hautbereich über der Blase am Nachmittag kommt es zu heftigen Fiebererscheinungen am nächsten Tag um die Mittagszeit bis 40 Grad. Der Zustand erinnert an eine heftige Kopf- und Gliedergrippe. An der Einstichstelle findet sich eine massive Rötung wie ein großer Wespenstich, der stark schmerzt. Das Fieber dauert wenige Stunden bis höchstens zwei Tage. Danach fühlten sich die meisten Patienten »wie neugeboren«, irgendwie freier, angstloser. Rezidive in der Blase – wie bis dahin bei diesen Patienten regelmäßig vorhanden –

zeigen sich in den urologischen Kontrollen seither (fast) nicht mehr. Die meisten dieser Patienten hatten alle schulmedizinischen Möglichkeiten (Mitomycin und BCG-Impfung) schon durchprobiert. Ich kenne keine andere Arznei, die da noch zu Heilungen führt. Einfach verblüffend, diese Fähigkeiten der (Weiden-)Mistel.

Fallbeispiel *»Es ist tatsächlich ein weit fortgeschrittenes niedrigmalignes Lymphom (Lymphknotenkrebs).« Eine Frau im Alter von fünfundsiebzig Jahren, hager, von zarter Konstitution, stellte sich vor. In ihrem Leben war sie immer gewissenhaft gewesen, für andere unermüdlich tätig bei Zurückstellung der eigenen Persönlichkeit. Sie wollte und konnte keine Chemotherapie mehr erhalten, da sie insgesamt bereits sehr geschwächt war. Ihr Onkologe hatte ihr nur noch wenige Monate gegeben. Der Tumor trat direkt im Anschluss an eine Helicobacter pylori-Eradikation (Antibiotikatherapie einer chronischen Magenerkrankung) auf. Das ist ungewöhnlich. Bisher war nur bekannt, dass bestimmte Formen von Lymphomen durch die antibiotische Therapie des Magens gebessert werden (Malt-Lymphome) und eben nicht umgekehrt erst durch diese Therapie ein Tumor ausgelöst wird!*

Das zarte, hingebungsvolle, bescheidene Wesen passt zur Kiefernmistel in homöopathischer Dosierung in Verbindung mit einer homöopathischen Arseneisentherapie (Skorodit), die sie sich nun regelmäßig 1- bis 2-mal pro Woche spritzt. In den vier Jahren seither hat sich der Tumor um zirka fünfzig Prozent zurückgebildet, sie kann sich einer relativ guten Lebensqualität erfreuen.

In manchen Fällen – aber eben meistens nur ergänzend mit der Christrose – lässt sich bei dieser Art von Tumor eine komplette Rückbildung erzielen. Regelmäßig ist hingegen die Lebensqualität deutlich gebessert: der Schlaf, der Appetit, die Durchwärmung, die physische und die seelische Kraft, und gerade der alte Patient behält seine Würde bis zum Tod. Warum also Chemotherapie und Bestrahlung im Alter noch in den Vordergrund stellen, wenn es eine einfache und wirkungsvolle Therapie gibt, die einen menschenwürdigen Umgang mit dieser Erkrankung garantiert?

Wenn man die Originalaussagen des Begründers der anthroposophischen Medizin, Rudolf Steiner, und seiner ärztlichen Mitarbeiterin Ita Wegman, betrachtet, so ist schnell zu erkennen, dass für eine erfolgreiche Krebstherapie die Wirtsbaumwahl von zentraler Bedeutung ist. Hohe und höchste (homöopathische) Potenzierungen der Mistel, deren Winter- und Sommersaft über eine Maschine zusammengemischt werden müssen, sind erforderlich, um die Kräfte des jeweils einzelnen Baumes via Mistel dem kranken Menschen einzuverleiben:

»Die Mistel in entsprechender Weise nun so verarbeitet, dass sie dieses dem Baum Ätherische wirklich auf den Menschen übertragen kann, was unter Umständen durch Injektionen geschieht –, dieses sagt uns: Die Mistel übernimmt als äußere Substanz dasjenige, was wuchernde Äthersubstanz beim Karzinom ist, verstärkt dadurch, dass sie die physische Substanz zurückdrängt, die Wirkung des astralischen Leibes und bringt dadurch den Tumor des Karzinoms zum Aufbröckeln, zum In-sich-Zerfallen. Sodass, wenn wir die Mistelsubstanz in den menschlichen Organismus hineinbringen, wir tatsächlich die Äthersubstanz des Baumes in den Menschen hineinbringen, und die Äthersubstanz des Baumes also, auf dem Wege durch den Mistelträger in den Menschen übergeführt, wirkt verstärkend auf den astralischen Leib des Menschen.«

Es braucht nicht mehr viel, um das zentrale Anliegen einer »biologisch-dynamischen« Misteltherapie je nach Wirtsbaum zu begreifen, das ich vor einigen Jahren bereits in Buchform und seither in Artikeln veröffentlicht habe. Die Forderung von Steiner aus dem Jahr 1920, die jeweilige Misteltherapie mit einem Metall zu kombinieren, ist in der Grobvariante bereits in der aktuellen Onkologie als Kombination aus Taxol (hergestellt aus der Eibe, also einem Baum) und einem Platinsalz (Cis-Platin oder auch Oxali-Platin) angekommen. Die Onkologie sieht diese beiden Substanzen schon seit Jahrzehnten als wesentlich und als bewährt an. Der Unterschied liegt nur in der gewählten Dimension. Die Schulmedizin will durch diese Arzneien, die Substanzen, den Krebs auf der physischen Ebene ganz real zerstören. Daher ist diese Fachsprache auch sehr militärisch geprägt. Hingegen ist es das Anliegen einer anthroposophischen Medizin, den Krebs durch eine heftige Fiebertherapie mittels der Mistel und einem homöopathisierten Metall (vor allem Silber) über die Umhüllung mit einem Wärmemantel zu »verwandeln«. Dieses Verfahren erinnert eher an die Vorgehensweise von St. Martin.

Rudolf Steiner schreibt: »Man kann nicht dasselbe anwenden bei einem Brustkarzinom, bei einem Uteruskarzinom, bei einem Pförtnerkarzinom. Man muss studieren, welchen Weg dasjenige nimmt, was man durch die Injektion hervorruft, aber Sie erreichen niemals etwas, wenn Sie nicht eine wirkliche Wirkung zustande bringen. Und diese Wirkung drückt sich aus dadurch, dass Fieber zustande kommt. Es muss also die Injektion gefolgt sein von einem Fieberzustande. Sie können von vornherein mit einem Misserfolg rechnen, wenn Sie nicht Fieberzustände hervorrufen.«

Erst die teilweise sehr heftige Durchwärmung mit je nach Wirkort unterschiedlichen Misteln führt zu einem Zerbröseln des Tumors! Die anthroposophische Medizin will den herzenswarmen Menschen, nicht den zytotoxisch auch im Herzen zerstörten Menschen nach der (Antikörper-)Therapie. Da ist es symptomatisch, dass die meisten Krebspatienten über Jahre schon kein Fieber mehr hatten oder unter Untertemperatur litten.

Hier geht es also real um die »Gnade der späten Geburt«, der Entwicklung eines strukturierten Wärmewesens. Tatsächlich ist oft im weiteren Verlauf nach dieser Erkrankung und nach dem Fieber bei den Patienten zu beobachten, dass sie seelisch einen Wandel durchgemacht haben. Oft kann sogar der Ort der Krebserkrankung, der »Schwachpunkt« durch die Wärmetransformation zu einem Ort der Stärke werden (siehe Tabelle Seite 128–131).

Doch noch einmal zurück zu der Mistel. Wir haben mit Bezug auf die Originalangaben sehen können, dass sie primär Fieber erzeugen sollte, um so die seelische Willenspräsenz in dem jeweiligen Tumorort zu erhöhen. Krebspatienten müssen wacher werden, nicht schläfriger! Weiter konnte ich zeigen, dass nach Steiner die Mistel »Transformator« der jeweiligen Baum-Äther-Kräfte ist und somit die Homöopathisierung der Mistel eine Notwendigkeit darstellt. Zum dritten sollen auch die seelischen Fähigkeiten des Denkens, Fühlens und Wollens gestärkt werden. In einem ganz realen Sinne verwandelt also die Mistel die Tumorzellen und transformiert die »überschüssigen« Kräfte der Tumorzelle in seelische Kräfte. Ziel einer Misteltherapie ist also neben der Durchwärmung die Stärkung der seelischen Präsenz. Intensiver und doch auch sanfter kann eine Krebstherapie eigentlich gar nicht sein!

Die Wirkung auf die betroffenen Organe und Organsysteme und die seelische Konfiguration ist je nach Mistel und Baum außerordentlich unterschiedlich. Bereits 2002 konnte ich zeigen, dass die dreizehn uns aktuell zur Verfügung stehenden Mistelbäume sich in ihren Eigenschaften mit den zwölf Meridianen und deren Typologien geradezu synonym zeigen. Damit ist der am besten geeignete »Organbezug« der jeweiligen Misteln mehr funktionell wie in der chinesischen Medizin zu sehen. Zwar reagiert die Weidenmistel besonders auf die Blase, aber eben noch besser auf Störungen im Verlauf des Blasenmeridians, die Eichenmistel besonders auf die Leber, aber mehr noch bei Beschwerden, die auf den Lebermeridian hinweisen. Es ist damit erstmalig ein adäquates System gefunden, das die Misteln in ihren Kräften verständlich werden lässt. Durch moderne Meridianmessgeräte wie das Prognos®-Gerät, lassen sich Störungen in diesen Bereichen nunmehr zuverlässig messen – damit kann diese Therapie hoffentlich auf Dauer auch wissenschaftlich weiter validiert werden. Das Krebsproblem selbst wird in der Therapie derart auf die funktionelle Ebene, die Ebene der Kräfte gehoben, die von einem gestärkten Seelenleib und der Ich-Organisation durchdrungen werden muss. Das ist sie dann, die Krebstherapie in biologisch-dynamischer Qualität.

Die Misteltherapie als real eingeübte Christologie

Es mag den einen oder anderen Leser verblüffen, aber was die Misteln an den Patienten zu leisten vermögen, entspricht den Grundzügen einer christlichen, konfessionell aber unabhängigen Medizin. Denn mehr als bei jeder anderen der alternativen Formen gegen den »bösartigen« Krebs (ein Kennzeichen von Daimonen) haben wir hier mit den Misteln eine empirische reale Christologie in den Händen, die den Patienten eine Hilfe im Wandel sein kann. Es geht um eine Verwandlung, eine Umwandlung von einem funktionellen Überschuss von (embryonalen, also »unerwachsenen«) Kräften in bestimmten Organen zu einer seelischen Kraft. Die überschüssigen »bösartigen« Kräfte sind nur bösartig auf der Funktionsebene, werden aber (nach einer Feuertaufe) gezügelt und in seelische Kräfte transformiert. Eine innerliche Kräftigung der Seele kann und sollte sich sogar im Gefolge einer erfolgreichen Therapie einstellen. Die Patienten werden wacher und klarer, lassen sich nicht mehr alles einfach so maschinen- und schemenhaft gefallen, sondern werden auf einen Dialog mit dem Arzt bestehen. Sie sagen nicht mehr »Ja, ja«, wenn sie Nein meinen. Dieses veränderte Verhalten erinnert nicht zufällig an ein Zitat aus der Bergpredigt Matthäus 5,37: »Eure Rede aber sei: Ja, ja; nein, nein. Was darüber ist, das ist vom Übel.«

Meridiane und Mistel nach Wilkens

Meridian	**Problem**	**Christologische Transformation der Mistel:** aus malignen Organüberschusskräften werden seelische Fähigkeiten
Lunge	**Innere unterdrückte Wut** (Mandel), Misstrauen, Enttäuschung, **Süchte** (Ulme), Benebelung	Kontaktfreude, Variabilität, Neugierde, Ordnung, **Offenheit für Neues, stete Wandlungsfähigkeit**
Dickdarm	**Schamgefühl**, Nicht-zu-sich-Stehen, Ideal versus Wirklichkeit, Launenhaftigkeit, **Genusssucht**	**Fürsorge**, anderen etwas gönnen, Gefühlsreichtum, Begeisterung
Magen	**Kühle Distanz**, Starre, Alles-auf-sich-Beziehen, Stolz, Hypochondrie	Lebensbejahende Durchwärmung, Harmonie, **Streben**, Lebendigkeit
Milz-Pankreas	Pseudodemut, Grübeln, Entscheidungsschwäche, **Hast und Hektik**	Anpassung, Fähigkeit zu **Kritik und Selbstkritik, ruhige Konzentrationskraft**
Herz	**Gestaute oder unterdrückte Gefühle**, Workaholic	Einsicht, **Großmut**, Herzensgüte, Koordination, Gerechtigkeit
Dünndarm	Überhöhte Ansprüche, Sich-nichts-Gönnen, **Schuldgefühle**, Zwänge	Tiefe, Entlarven, Klarheit, Erkennen der Widersprüche, **Unterscheidung der Geister, Gewissenhaftigkeit**
Blase	Melancholie, Nicht-vergeben-Können, wie außen vor, **Groll**, Neid	Sehnsucht, Ideale, Weitsicht, Werte, **Angstfreiheit**

Mistel	Ergänzendes Metall	System
Ulmenmistel bei extrovertiertem Typus, Mandelmistel bei Introversion	Ulme: Quecksilber und Zinn Mandel: Gold oder Silber	Immunsystem
Apfelmistel	Silber, Quecksilber, Antimon	Lymphsystem
Tannenmistel	Blei oder Silber	Säure-Basen-Haushalt
Ahornmistel	Platin, Zink	Blut, Nahrungs-rhythmus, Kohlen-hydratstoffwechsel
Weißdornmistel	Gold	Rhythmen, Gefühle
Kiefernmistel	Arseneisen, Eisen, Kupfer	Resorption, Temperament
Weidenmistel	Silber	Sexualität, Vitalität

Meridian	Problem	**Christologische Transformation der Mistel:** aus malignen Organüberschusskräften werden seelische Fähigkeiten
Niere	Extrovertiertheit, Gefühl der Unreinheit, zu offen, starke seelische **Beeinflussbarkeit**, zu freundlich	Ausdauer, Bewahrung, Kraft, Ehrgeiz, Takt, Normen, Disziplin, **Sinn für Ästhetik und Schönheit**
Kreislauf	**Erregbar**, unstet, Oberflächlichkeit	**Freude**, Lust, Extreme, Freiheit
3facher Erwärmer	Opferbereitschaft, Diakonissensyndrom, **Erschöpfung**	Verbindlichkeit, ehrliche **Hilfsbereitschaft**, Idealismus, Mitleid
Galle	Verkrampfungen, familiäre Harmoniestörungen, Verdrängungen, **Nachgiebigkeit**	**Entscheidungsfreude**, Impulse, Initiative, Entschlüsse, Familiensinn
Leber	Verharren, **Nichts-ändern-Wollen**, innere Verarmung, Alkoholsucht	Beständigkeit, Ausdauer, **positive Besitzstandswahrung**, Kraft

Das lateinische Wort für Übel nennt sich in der Bibel Malum und ist urverwandt mit dem Wort »maligne«. Der Patient wird durch diese Therapie oft erst mündig, kann sich aus seiner selbst verschuldeten Unmündigkeit und auch Sprachlosigkeit dem Mediziner gegenüber befreien. Mistelpatienten sind anstrengender für den Arzt in der Führbarkeit, keine Opfer, die man zur Schlachtbank führt, sondern in der Regel mit deutlich mehr eigenem Willen versehen, ihren ihnen gemäßen adäquaten Weg in der Krankheit zu gehen. Mehr geht nicht, aber weniger sollte es nicht sein.

Mistel	Ergänzendes Metall	System
Birkenmistel	Kupfer	Flüssigkeit, Elektrolyte
Pappelmistel	Silber	Blutdruck, Durchblutung
Eschenmistel	Gold	Endokrinum (Hormonhaushalt)
Lindenmistel	Kupfer, Quecksilber, Silber	Fettstoffwechsel
Eichenmistel	Eisen und Kupfer	Eiweißstoffwechsel

Mistel und Christrose im Vergleich

Die Mistel macht die Patienten »klarer im Kopf«, »bewusster«, »eigener« und lehrt sie auch, Nein zu sagen, antipathischer zu reagieren, was eben mehr Kopfprozessen entspricht. Die Christrose wirkt da deutlich sympathischer, gibt erstaunlich oft erst Sprachfähigkeit zurück, verlebendigt seelische Prozesse, wirkt blütenartig die Seele anregend und kräftigend. Sie verscheucht oder lindert Ängste und lässt die Seele »aufblühen« und ein Ja zur Welt sagen. Beide Pflanzen gehören zusammen und ergeben erst ein Ganzes in der Krebstherapie. Nicht umsonst gehört die Mistel dem Luftbereich an und will sich nicht mit dem Erdboden verbinden. Sie verhält sich da ähnlich wie unser Kopf, dessen Gehirn durch die Auftriebskraft des Hirnwassers nur wenige Gramm wiegt und eben vom übrigen Körper wie ein Auto durch die Gegend gefahren werden will ohne jegliche eigene Anstrengung. Die Mistel bleibt wie der Kopf »aristokratisch« (Rudolf Steiner) und will die niederen Gefilde der Erde nicht betreten. Ganz anders die Christrose. Sie verwurzelt sich und verbindet sich mit Erde und Wasser. Sie wirkt geradezu in der Erde, und das zu einer Zeit, wo niemand sonst so etwas vermag.

Die Christrose scheint auszudrücken, dass man selbst in tiefster Dunkelheit ein Ja zur Schöpfung, zur Erde sagen kann. Nicht Erdenflucht lebt sie vor, sondern Erdenverbindung in reiner Form. Beides ist heute in der Therapie notwendig. Himmlisch klar sollten die Gedanken sich im je eigenen Menschen zeigen können, irdisch willensstark die Taten sich in der Erde verankern.

Die Mistel kommt als »Feuerkraft«, quasi als himmlischer Prometheus von oben, die Christrose kommt ihr von unten entgegen. Die Mistel ist eher eine Quarzpflanze (am höchsten in der Kiefernmistel der Firma Helixor®), trägt also je nach Baum zwar unterschiedlich, aber eher Kieselsäure in sich. Die Christrose ist hingegen als »Schwerkraft« mit dem Kalkboden (enthält viel Calciumphosphat) verbunden. Beide ergänzen sich. Beide zusammen erst machen eine erweiterte Krebstherapie erfolgreich. Die Mistel klärt die himmlischen (karmischen) Probleme einer Krebserkrankung, die Christrose vor allem die irdischen und unterirdischen (Erdstrahlen, Wasser) Probleme, die die Krebserkrankung mit hervorgerufen haben können.

Das Verhältnis zwischen der Christrose und den dreizehn heute verfügbaren Misteln von unterschiedlichen Bäumen lässt sich vielleicht am leichtesten anhand dieses Bildes zum Pfingstgeschehen darstellen. Die moderne anthroposophische Onkologie wird sich in der Regel immer aus dem Spannungsverhältnis Christrose in Verbindung mit einer der dreizehn Misteln ergeben. In manchen Fällen (aktuell leider noch nicht als Mischsaft aus Herbst und Frühjahr erhältlich) wird noch als Dritte im Bunde die Herbstzeitlose eine zentrale Rolle spielen können, vor allem bei den Schilddrüsenkarzinomen und Leukämien. Diesbezüglich sind die Hersteller gefordert, einen adäquaten Extrakt aus Herbst- und Frühjahrssaft herzustellen.

Die Christrose in der Aids-Erkrankung

Wiederum dem Pulmologen Christof Schnürer verdanken wir die Idee und die Erfahrung, die Christrose in der Aids-Erkrankung einzusetzen. Um diese Erkrankung ist es in letzter Zeit still geworden. Fast scheint es, als ob Aids heute in der Medizingemeinde integriert worden ist. Panik und Angst, wie in den 1980/90er Jahren noch vorherrschend, ist kaum noch zu erkennen. Dabei liegt die Neuerkrankungsrate nach wie vor auf einem relativ hohen Niveau von zirka 3200 Menschen pro Jahr allein in Deutschland. Doch Meldungen über Heilungen oder auch die Erfahrungen von *long term survival*, also Menschen, die mit der Erkrankung lange leben, haben das Gespenst Aids relativiert. Auch scheint es nunmehr in Europa zunehmend ein Problem homosexueller Männer zu sein, die zwei Drittel der Fälle stellen. Kurzum, der »Normopath«, der Mensch des Alltags, wird in der Regel nicht mit Aids behaftet. Wieder ist es also eine Außenseitergruppe, die die Erkrankung trägt und schon der Gedanke alleine weist auf die Christrose als eine mögliche zusätzliche Therapieform hin. Christof Schnürer gibt zu bedenken, dass die charakteristischen Zeichen der Aids-Erkrankung, die lähmende Angst, das oft jugendliche Alter, die Neigung zu sofortigen generalisierten tumorösen Prozessen und die hochentzündlichen und hochfieberhaften Verläufe typische Zeichen der Aids-Erkrankung und eben auch der Christrose sind. Des Weiteren tritt die Aids-Erkrankung vor allem im mittleren Bereich des Menschen in Erscheinung. Die hochfieberhafte Entzündung der Lunge (Pneumozystitis carinii) und die tumorösen Wucherungen des Blutsystems (Kaposisarkom) sind davon ein Abbild. Die Christrose ist in dieser Situation eine Möglichkeit, besonders Ängste, aber auch das Kaposisarkom und die Pneumonie zu behandeln. Schnürer spricht von einigen Patienten, deren Bronchospastik sich linderte, die sich durchwärmter fühlten und deren Lymphome sich reduzierten.

Helleborus bei der HIV/Aids-Erkrankung (nach Christof Schnürer)	
Als Basistherapie D3–D6 bei Schwerpunkt der Erkrankung im Unterleib mit Durchfällen	Frühzeitig täglich bis 2-mal pro Woche 1 Ampulle subcutan
Tumoren wie Sarkome und Lymphome (auch im Wechsel mit potenzierter Mistel)	Tumore umspritzen in der Regel mit der D12 subcutan
Inhalativ zur PCP-Prophylaxe und Begleitbehandlung einer entsprechenden Pneumonie 1- bis 2-mal pro Woche D12	Wirkung: Wärmegefühl, Weitstellung der Atemwege, Linderung des Hustenreizes
Bei Beteiligung des Nerven-Sinnes-Systems wie Leukencephalopathie oder Kryptokokkenbefall	D20–D30 subcutan oder intravenös 1-mal pro Woche bis 1-mal pro Monat
Pneumoniebildung, Pneumozystis carinii Befall	D12 intravenös subcutan oder per Inhalation 1- bis 2-mal pro Woche oder im Akutfall auch täglich

Epilog

Wir konnten die Christrose durch mehr als zweitausend Jahre ihrer Geschichte begleiten, konnten zeigen, dass die größten Ärzte auf sie aufmerksam geworden sind, weil sie vieles von den Tugenden widerspiegelt, die wir dem »Heil-land« zusprechen: wunderbare Heilungen von Wahnsinn und Dämonen, Epilepsie, Wassersucht, Blutflüssigkeit der Frau, körperlicher Gebrechlichkeit mit »Verdorren« von Gliedmaßen, seelischer und sozialer Not. Es sind dieses genau die Erkrankungen, die wir in den sechsundzwanzig Heilungsgeschichten, die uns die Evangelien schildern, wiederfinden. Fast zur gleichen Zeit wie der Christus tritt sie ins Bewusstsein der Ärzte ein, gewinnt aber erst in unserer Zeit die so wichtige Bedeutung. Letztlich gleicht sie in ihrer Wirkung am Kranken einer aktualisierten »Stellvertretung Christi« auf Erden bei Verzicht auf Amt und Würden und kann konfessionslos in ihrer Wirkung von jedem Menschen erlebt werden.

Heilige unter den heute lebenden Menschen zu finden ist ein schwieriges Unternehmen. So überrascht es, dass ein kleines Blümelein davon mehr zu bieten hat als Universitätswissen und Kirche zusammen. Keine andere Pflanze weltweit verfügt über dieses breite Spektrum an Möglichkeiten. Eine Heiligsprechung dieser Pflanze dürfte Not tun in einer Zeit, die der Heilung und der Heiligung mehr denn je bedarf. Wenn denn in den leeren Kirchen noch immer zur Weihnachtszeit inbrünstig »Es ist ein Ros entsprungen« gesungen wird, ja oft das gefühlte Weihnachtserleben ausmacht, dann ahnt hier die Menschheit in richtiger Weise, was sie diesem kleinen Blümelein verdankt und wohl auch in der Zukunft an ungeahnten Möglichkeiten noch verdanken wird.

Literaturverzeichnis

Bernhard, M.: Helleborus, eine stille Krankengeschichte, in: Swoboda F. (Hg.): Documenta homoeopathica 2005, 25, Maudrich Verlag, Wien

Breitkreuz, T.: Helleborus niger in der Onkologie Kasuistiken und Therapieerfahrungen aus dem Gemeinschaftskrankenhaus Herdecke 2001–2010, Der Merkurstab, 63. Jahrgang, Heft 6, November/Dezember 2010

Brunk, G.: Über die Erweiterung der Mistel-Tumor-Therapie durch die zusätzliche Anwendung von anderen im Winter oder zur Unzeit blühenden Pflanzen, Der Merkurstab 1990, 43 (2 und 3)

Büssing, A., Schweizer, K.: Effects of phytopreparation from Helleborus niger on immunocompetent cells in vitro, Journal of Ethnopharmacology 59 (1998), S. 139–144

Debus, M.: Anwendungsmöglichkeiten von Helleborus niger in der Onkologie, Der Merkurstab, 63. Jahrgang, Heft 6, November/Dezember 2010

Fayeton, S.: Ein Fall von Helleborus, Deutsches Journal für Homöopathie 4/94

Goedings, P., Schlodder, D., Vos, J.: Bericht über die Forschung an der Gattung Helleborus (Fa. Ranunculaceae), Rosenfeld: Verein Gemeinschaft Fischermühle e.V., Sektion für Leukämie- und Krebstherapie 1988

Hahnemann, S.: Leipziger Habilitationsschrift (1812), Dissertatio historicomedica de Helleborismo Veterum (lateinisch-deutsch). In: Schmidt, J. M., Kaiser, D. (Hg.), Samuel Hahnemann. Gesammelte kleine Schriften, Haug-Verlag, Heidelberg 2001

Hahnemann, S.: Reine Arzneimittellehre, 2. vermehrte Auflage 1825, Band 3, Nachdruck Haug-Verlag, Heidelberg 1995

Hauptmann, H.: Homöopathie in der Kinderärztlichen Praxis, 2. Auflage, Haug Verlag, Stuttgart 1994

Husemann, A.: Der hörende Mensch und die Wirklichkeit der Musik, Verlag freies Geistesleben, Stuttgart 2010

Jesse, P. et al.: Apoptosis-inducing Activity of Helleborus niger in ALL and AML, Pediatric Blood & Cancer 2009, 52, S. 464–469

Kälin, W.: Überblick über die Iscador-Behandlung des präkanzerösen Zustandes und des Krebses, Arlesheim 1946

Kent, J. T.: Arzneimittelbilder, 5. Auflage, Haug-Verlag, Heidelberg 1995

Kerckhoff, A., Wilkens J.: Was tun bei Schlaganfall. Vorbeugung und Nachbehandlung, KVC Verlag, Essen 2006

Kerckhoff, A., Wilkens, J.: Was tun bei Demenz, KVC Verlag, Essen 2014

Kerckhoff, A., Wilkens, J.: Was tun bei Parkinson, KVC Verlag, Essen 2008

Kiene, G., Kienle, H.: Die Mistel in der Onkologie, Schattauer, Stuttgart 2003

Kranich, E. M.: Pflanze und Kosmos, Verlag freies Geistesleben, Stuttgart 1997

Lindemann, O.: Kongressbericht, 56th Congress of the Liga medicorum Homoeopathia Internationalis, 29. August – 2. September 2001, Sibiu, Romania, S. 198–202

Mateau, M.: Erste Hilfe durch Homöopathie, Narayana Verlag, Kandern 2000

Menge, F.: Über Arzneipflanzen in den Schriften des Paracelsus, AHZ 1974/5, S. 157–198

Paracelsus: Gesammelte Schriften, Übersetzung Will-Erich Peuckert, Wissenschaftliche Buchgesellschaft, Darmstadt 2010

Rippe, O. (Hg.): Die Mistel, eine Heilpflanze für die Krankheiten unserer Zeit, Pflaumverlag, München 2012

Rose, E.: Geheimnis Christrose. Die Christrose (Helleborus niger) im Jahreslauf – im Vergleich mit verwandten Arten, OASE Buch & Spezerei KG, Graz 2014

Schlodder, D.: Neuentdeckung einer bedeutenden Heilpflanze: die Christrose, Der Merkurstab, 63. Jahrgang, Heft 6, 2010

Schnürer, C.: Klinische Erfahrungen mit Helleborus niger bei Tumor- und Aids-Kranken, Der Merkurstab, 63. Jahrgang, Heft 6, 1995

Schnürer, C.: Helleborus niger – Anwendungen in Innerer Medizin und Psychosomatik, Der Merkurstab, 63. Jahrgang, Heft 6, 2010

Schütz, G.: Helleborus niger, eine Arznei für akute dramatische Geschehen, in: Swoboda F. (Hg.): Documenta homoeopathica 2005, 25, Maudrich Verlag, Wien

Simonis, W. C.: Heilpflanzen und Mysterienpflanzen, VMA, Wiesbaden 1991

Soldner, G.: Helleborus niger, Der Merkurstab, 63. Jahrgang, Heft 6, 2010

Soldner, G., Stellmann, M.: Individuelle Pädiatrie, 3. Auflage, Wissenschaftliche Verlagsgesellschaft, Stuttgart 2007

Spring Beat: Helleborus – Ein Fall von Kummer, in: Swoboda F. (Hg.): Documenta homoeopathica 2005, 25, Maudrich Verlag, Wien

Steiner, R.: Geisteswissenschaft und Medizin, Gesamtausgabe GA 312, 7. Auflage, Rudolf Steiner Verlag, Dornach 1999

Steiner, R.: Geistige Zusammenhänge in der Gestaltung des menschlichen Organismus, Gesamtausgabe GA 218, Rudolf Steiner Verlag, Dornach 1992, elektronische Gesamtausgabe 2005

Steiner, R.: Natur und Mensch in geisteswissenschaftlicher Betrachtung, Gesamtausgabe GA 352, 3. Auflage, Rudolf Steiner Verlag, Dornach 1981

Stintzing, F., Selinger, E., Lindequist, U., Wende, K., Wegele, H., Meyer, U.: Helleborus niger – Inhaltsstoffe, In-vitro-Aktivität und Herstellung von WALA-Arzneimitteln, Der Merkurstab, 63. Jahrgang, Heft 6, 2010

Süßmuth, A.: Die Christrose (Helleborus niger) in der Kinderheilkunde, Naturheilpraxis 5, 2013

Teut, M., Wilkens, J.: Homöopathische Schlaganfalltherapie, Hippokrates Verlag, Stuttgart 2006

Tröger, W. et al.: Viscum album [L.] extract therapy in patients with locally advanced or metastatic pancreatic cancer. A randomised clinical trial on overall survival, European Journal of Cancer 2013, 49 (18), S. 3788–3797

Unseld, E.: Helleborus niger, AHZ 1969/2

Van der Stehen, J.P.: Demenz und Altersverwirrtheit, Aethera, Stuttgart 2012

Wilkens, J.: Helleborus niger: Geschichte, Botanik und differentialtherapeutische Anwendung einer Heilpflanze. In: Der Merkurstab, 63. Jahrgang, Heft 6, November/Dezember 2010

Wilkens, J.: Schlangengifte in der Behandlung des Schlaganfalls bei geriatrischen Patienten in der Rehabilitationsphase, Naturheilkunde 4, 2013

Wilkens, J. et al.: Vergleichende Untersuchung zur Behandlung des Schlaganfalls mit homöopathischen und anthroposophischen Arzneimitteln in einer geriatrischen Reha-Klinik, Erfahrungsheilkunde 2002, 6, S. 397–404

Wilkens, J. et al.: Eine nicht-randomisierte Studie zur Behandlung des apoplektischen Insults mit einem anthroposophischen Kompositionsmittel Naja comp., Der Merkurstab, Heft 2008, S. 54–62

Wilkens, J.: Die Behandlung von dementen Patienten mit Therapiekonzepten aus der Homöopathie, der Phytotherapie und der anthroposophischen Medizin, AHZ 2013, 258 (4)

Wilkens, J.: Ulmenmistel, Tabakasche und Zinn: das Trio der Zukunft für die effektive Bronchialkarzinomtherapie, Erfahrungsheilkunde 2012, 61, S. 1–8

Wilkens, J., Böhm, G.: Misteltherapie bei Krebs, Kösel Verlag, München 2004

Wilkens, J.: Misteltherapie. Differenzierte Anwendung der Misteln nach Wirtsbäumen, Sonntagverlag, Stuttgart 2004

Wilkens, J.: Misteltherapie, Sonderheft Krebs, Raum und Zeit 2014

Ziller, H.: Wohin des Wegs, Schwarze Nieswurz? In: Swoboda, F. (Hg.): Documenta homoeopathica 2005, 25, Maudrich Verlag, Wien

Bildnachweis

Johannes Wilkens: Umschlagbild
Frieder Wolfram: Seite 29, 49, 80, 88, 96 oben, 121 links
Jan Albert Rispens: Seite 11, 18, 94
Astrid Süßmuth: Seite 96 unten
Firma Helixor: Seite 121 rechts
Tuschezeichnungen Seite 69 und 85: Regina Fries
Aquarell Seite 98: Christine Nietert
Gemälde Seite 102: Franz Marc, »Kämpfende Formen«, bpk | Bayerische Staatsgemäldesammlungen

Danksagung

Für die Anregung, den Impuls und die Förderung des Buches habe ich Dietrich Schlodder und Carola Effertz von der Firma Helixor® zu danken, die mich im Advent 2013 zu dieser Aufgabe ermutigten. Annette Kerckhoff und Werner Mergner danke ich für redaktionelle Hilfen, Korrekturen und das fruchtbare Mitdenken. Daniela Hacke von der Karl- und Veronica Carstens-Stiftung danke ich für die Literaturrecherche. Georg Soldner hat mich medizinisch in zuverlässiger Weise beraten, Ruth Mandera mir bei botanischen Fragestellungen vorzügliche Hilfestellung gegeben.

Ein großer Dank geht an die Universitätsbibliothek Regensburg und ihre spontane Hilfe durch Frau Dr. Renate Achenbach. Zahlreiche Abbildungen und Anregungen in diesem Buch verdanken sich einer Sonderausstellung in Regensburg zu dem Thema Christrose.

Regina Fries, Prof. Frieder Wolfram, Jan Albert Rispens und mein Sohn Valentin halfen mir bei der Erstellung der Fotografien und Grafiken. Ihre freundschaftliche Anteilnahme und Unterstützung erleichterten das Buchprojekt erheblich.

Schlussendlich gehen Gedanken und Worte großer Freude an das Team des AT Verlags. Noch vor dem Schreiben der ersten Seiten war mir klar, dass dieses Buchprojekt zum AT Verlag muss. Die schnelle Umsetzung des Projekts und die Gestaltung des Buches beweisen, dass ich mit diesem Gefühl durchaus richtig lag.

Der Autor

Dr. Johannes Wilkens

1962 geboren, Studium der Theologie und der Humanmedizin. Ärztlicher Direktor der geriatrischen Rehabilitationsklinik Alexander von Humboldt in Bad Steben und in Privatpraxis tätig. Zahlreiche Forschungsarbeiten im Bereich der Homöopathie und der anthroposophischen Medizin. Förderpreisträger der Karl und Veronica Carstens-Stiftung für Arbeiten zur Wundheilung, Förderpreisträger der Continentalen-Versicherungsgruppe für Studien zur homöopathischen Behandlung des Schlaganfalls. Zahlreiche Artikel zu homöopathischen Arzneimitteln sowie Buchveröffentlichungen zu zentralen gesundheitlichen Themen wie der Krebstherapie, zu Schlaganfall, Demenz, M. Parkinson, Rückenschmerzen und der Wundheilung. Seit 2005 ständiges Mitglied im erweiterten Vorstand von Natur und Medizin, dem Trägerverein der Carstens-Stiftung, 2007/2008 im Vorstand der GAÄD (Gesellschaft anthroposophischer Ärzte in Deutschland).

Stichwortverzeichnis